TRAITEMENT ÉLECTRO-STATIQUE

DES

MALADIES NERVEUSES

DES AFFECTIONS RHUMATISMALES

ET DES MALADIES CHRONIQUES

ÉLECTRICITÉ STATIQUE

SES APPLICATIONS

AUX

MALADIES NERVEUSES

AFFECTIONS RHUMATISMALES

ET MALADIES CHRONIQUES

PAR

Le Docteur A. ARTHUIS

Chevalier de la Légion d'honneur
Commandeur de l'Ordre de St-Grégoire-le-Grand

DEUXIÈME ÉDITION

PARIS

OCTAVE DOIN, ÉDITEUR

8, Place de l'Odéon, 8

1896

PREMIÈRE PARTIE

I

Notre méthode

Plus de vingt ans se sont écoulés depuis la publication de notre premier travail sur « *les applications médicales de l'électricité statique* », et ce n'est que depuis quelques années seulement qu'il nous est donné d'assister au triomphe des idées et à la réalisation des espérances que nous exprimions à cette époque déjà lointaine.

Ce n'est pas sans peine, il faut bien le dire, que nous sommes arrivé à notre but et, pendant même assez longtemps, nous avons eu à lutter contre des idées fausses et des opinions préconçues.

Fort de la bonté de notre cause, convaincu de la justesse de nos vues, et sachant combien les théories nouvelles, si vraies et si utiles qu'elles soient, éprouvent de difficultés à faire leur chemin, nous avons fait appel à toute notre patience, et nous avons fini par voir revenir de leur prévention les esprits réfléchis, amoureux de la vérité et toujours plus sensibles aux bons résultats qu'aux brillants systèmes.

A partir de ce moment notre cause fut gagnée. L'emploi de notre méthode se généralisa rapidement et partout, en France comme à l'étranger, elle fut appliquée pour le plus grand bien de nombreux malades.

En 1881, la publication de notre mémoire « *l'Électricité statique et l'hystérie* » lui rallia de nouveaux adeptes et lui fit prendre un grand essor (1).

Enfin notre *Manuel d'électrothérapie* qui, en trois ans, eut trois éditions, donna définitivement à l'électricité statique droit de cité dans la science médicale, et plaça notre méthode au rang important qu'elle occupe aujourd'hui dans la thérapeutique.

C'est le 20 janvier 1885 que M. le professeur Peter nous fit l'honneur de présenter notre travail à l'Académie de médecine. Nous le prions de bien vouloir trouver ici l'expression de notre profonde gratitude.

« *J'ai l'honneur, dit l'éminent professeur, d'offrir à l'Académie, de la part de M. le docteur Arthuis, à Paris, un ouvrage intitulé : Électricité statique; manuel pratique de ses applications médicales.*

« *Ce petit volume offre au praticien tout ce qui lui*

---

1. L'ÉLECTRICITÉ STATIQUE ET L'HYSTÉRIE. Mémoire précédé d'une lettre à M. le professeur Charcot, 1881,

*est indispensable de connaître : d'abord un précis histo-
rique, suivi de la description très détaillée et très claire
des appareils, des instruments et des procédés opératoires ; ensuite toutes les applications thérapeutiques
fondées sur l'action physiologique de l'électricité statique
et justifiées par des observations concluantes »* (1).

En publiant, en 1887, la troisième édition de cet
ouvrage, nous avions cherché à le rendre aussi suc-
cinct que possible. Il nous a encore semblé trop
long à une époque où on ne lit plus, où on n'a plus
le temps de lire les longs mémoires.

Aussi, est-ce pour satisfaire aux vœux de nos confrères que nous faisons paraître aujourd'hui cet
opuscule, exposé purement pratique de notre méthode et des procédés qui nous permettent d'en
faire d'heureuses applications à tant de maladies si
graves et si rebelles.

L'historique si intéressant de l'électricité statique
médicale, que le lecteur trouvera, du reste, dans
nos précédentes publications, sera omis dans celle-
ci.

Les théories, les hypothèses, les faits qui n'ont
pas une application immédiate et certaine, seront
laissés de côté.

Nous ne rapporterons pas non plus d'observations
cliniques, comme nous l'avions toujours fait jusqu'à
présent. Nous réserverons toutes celles que nous

---

1. *Bulletin de l'Académie de médecine* ; séance du 20 janvier 1885.

avons recueillies dans ces dernières années pour un traité que, seules, nos occupations ne nous ont pas encore permis d'achever.

En agissant ainsi, nous ne sortirons pas des limites très restreintes que nous nous sommes données. Cependant notre travail répondra et suffira complètement à toutes les nécessités de la pratique.

Les appareils et les instruments que nous estimons les meilleurs seront indiqués et décrits, ainsi que les procédés opératoires dont nous avons reconnu la constante efficacité dans les maladies que nous passerons en revue.

A cet égard, aucune indication thérapeutique ne sera oubliée, et les règles que nous formulerons, chemin faisant, permettront au médecin de ne jamais être pris au dépourvu dans tous les cas justiciables du traitement électro-statique, qui pourront se présenter à son observation.

En publiant ce nouveau livre, résumé de l'expérience que vingt années d'une pratique étendue nous ont permis d'acquérir, nous n'avons d'autre but que celui de mettre entre les mains des praticiens une arme puissante et d'une innocuité absolue, pour combattre efficacement des maladies contre lesquelles tous les autres moyens luttent rarement avec succès.

Loin de nous plaindre des emprunts que certains

électro-thérapeutes font à nos travaux, nous nous en réjouissons, puisque les malades sont les premiers à en bénéficier.

Mais ne serait-il pas équitable d'indiquer la source à laquelle on puise quelquefois si largement?

Je laisse à mes confrères le soin de répondre, me bornant, quant à moi, à reproduire le passage suivant que j'emprunte au savant *Traité d'électricité médicale* que M. le docteur Bardet publia en 1884 :

« Pendant près de trois quarts de siècle, dit notre distingué confrère, l'électricité statique fut oubliée, car nous ne pouvons admettre, comme application médicale véritable, l'emploi des machines par des charlatans dont nous n'avons pas à rappeler les noms. C'est seulement après la guerre qu'un médecin français, le Dr Arthuis, eut l'idée de revenir aux anciens procédés de Mauduyt, singulièrement perfectionnés et plus judicieusement appliqués.

« Grâce aux travaux d'Arthuis, l'électricité statique est rentrée avec justice dans la pratique électrothérapique courante » (1).

---

1. *Traité d'électricité médicale*, par le Dr Bardet, précédé d'une préface de M. C.-M. Gariel, membre de l'Académie de médecine, professeur agrégé de physique médicale à la Faculté de médecine de Paris, etc. ; 1884.

II.

PROPRIÉTÉS THÉRAPEUTIQUES DE L'ÉLECTRICITÉ STATIQUE

L'électricité statique est encore appelée *électricité de frottement*, à cause de son mode de production, et *franklinisation* pour rappeler le nom de l'immortel Franklin.

Appliquée au corps humain, l'électricité statique l'enveloppe complètement et s'accumule en couches plus ou moins épaisses, sur toute sa surface à la fois, exerçant ainsi sur le malade, qu'elle environne de toutes parts, *une action générale* qu'on ne saurait obtenir par l'électricité dynamique.

Elle présente aussi l'avantage de pouvoir être appliquée sur les vêtements, et de ne jamais exiger que le corps soit mis à nu.

Elle est, en outre, le plus énergique agent que l'on puisse employer comme *modificateur général de l'organisme*, et qui permette d'appliquer les grands principes de dérivation, de révulsion et de dissémination.

Elle donne, enfin, les résultats les plus précieux jusque dans les maladies réputées incurables, et elle est toujours exempte du plus petit inconvénient, même pour les personnes les plus délicates et les enfants les plus jeunes.

Aussi toutes les affections nerveuses, toutes les névroses qui ont, avant tout, besoin d'apaisement et de détente se trouvent-elles admirablement de son emploi.

Elle ne se montre pas moins efficace dans ces nombreux cas où, pour une cause quelconque, l'organisme est affaibli et a besoin, non d'un excitant violent, mais d'un puissant réparateur.

C'est ainsi qu'elle peut être tour à tour, selon la manière dont on l'applique, un calmant de premier ordre, ou un tonique sans égal. Et cette double action permet de comprendre les heureux résultats qu'elle procure dans un grand nombre de maladies qui jusque-là résistaient à toutes les médications en vigueur.

Passons donc aux applications de cet agent, né du simple frottement, analogue à l'électricité naturelle contenue dans l'air que nous respirons, et qui, grâce aux perfectionnements que nous avons apportés aux appareils et aux procédés opératoires, répond aujourd'hui à tous les besoins thérapeutiques de son ressort.

Appliquée d'après notre méthode, l'électricité statique est, par excellence, un régulateur de fonctions, un distributeur d'équilibre, un calmant incomparable, un tonique général aussi doux que puissant.

De tous les moyens curatifs, c'est certainement celui qui, dans les maladies que nous étudierons, remplit le mieux ce précepte de Sydenham : « Il est nécessaire d'exciter la nature languissante et de la réprimer lorsqu'elle s'emporte. »

III.

APPAREILS ÉLECTRO-STATIQUES

Dans nos précédentes publications nous avons établi l'origine de la machine électrique et indiqué les différents travaux auxquels son invention a donné lieu. Aujourd'hui nous rappellerons seulement que sa découverte n'est, à proprement parler, la propriété de personne.

La machine électrique n'a pas, en effet, été inventée d'un seul jet. Elle n'est arrivée à son point de perfection que par une suite non interrompue de modifications et de transformations apportées aux premiers instruments dont le plus ancien paraît être dû à Otto de Guericke.

Il existe un grand nombre de machines électriques. Nous ne parlerons que de celle de Carré et de la nôtre qui, seules, doivent être utilisées en électro-thérapie statique.

Machine de Carré

La machine de Carré, composée de deux plateaux superposés, est une combinaison de la machine de

Holtz et de la machine de Ramsden, c'est-à-dire une combinaison de la machine à frottement et de la machine à influence.

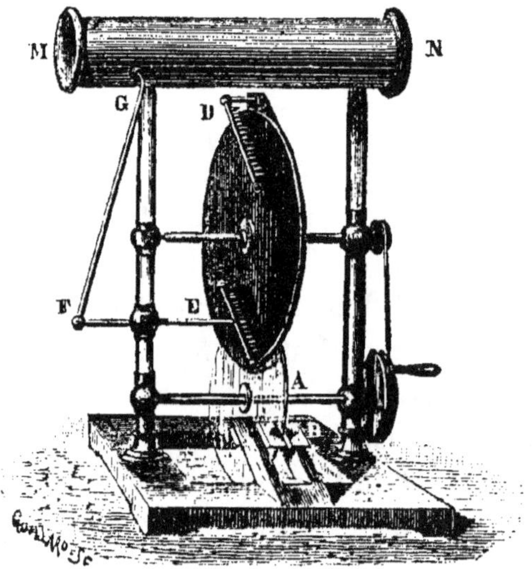

Fig. 1. — Machine de Carré.

Au lieu d'être amorcée, comme l'appareil de Holtz, par un corps étranger, elle se charge d'elle-même à l'aide du plateau inférieur qui s'électrise d'une façon continue par son frottement entre deux coussins.

La machine de Carré fonctionne à peu près par tous les temps, et produit beaucoup d'électricité. Mais ce n'est pas de l'électricité statique pure, comme celle que nous obtenons avec notre machine, c'est un mélange d'électricité statique et d'électricité induite, de là le nom de *diélectrique* que M. Carré a donné à son appareil qui dégage du *fluide négatif*. Les étincelles sont longues, vigoureuses et se succèdent rapidement.

Le premier, en 1872, au moment même de sa découverte, nous avons fait l'application de cette machine. C'est même d'après nos conseils que M. Carré remplaça, par un plateau de verre, le plateau inférieur qui, comme le plateau supérieur, était en ébonite ou caoutchouc durci.

Aujourd'hui encore je me sers avec le plus grand avantage de cet excellent instrument dans les cas indiqués plus loin.

Toutefois, j'ai renoncé au grand modèle employé à tort par quelques médecins. Il est beaucoup trop puissant et, au lieu de calmer les malades, il les irrite et les énerve par la sensation désagréable qu'il cause.

On doit préférer le modèle n° 2 dont le plateau de verre a 38 centimètres de diamètre et le plateau d'ébonite 50 centimètres.

Les effets produits par cet appareil sont très suffisants et même, afin qu'il n'exerce jamais sur l'organisme une action excitante, j'ai fait modifier sa construction pour ma pratique particulière. Sans rien changer à la grandeur des plateaux, j'ai fait diminuer notablement la longueur et la grosseur du conducteur MN (fig. 1), ce qui permet d'obtenir, en même temps, un souffle très fort et des étincelles beaucoup plus douces, quoique très énergiques encore.

Du reste, on augmente ou on diminue à volonté la production de fluide en serrant plus ou moins les frottoirs contre la roue de verre ; en accélérant ou en ralentissant la vitesse de rotation des disques; enfin, en changeant de temps en temps les coussins.

Il est donc toujours aussi facile que nécessaire de régler l'intensité électrique et de l'adapter exactement non seulement à chaque maladie, mais encore et surtout à chaque malade.

Notre machine

La machine de Ramsden, type des machines à frottement, a été longtemps et presque exclusivement en usage en électro-thérapie, malgré ses sérieux défauts.

Par sa grande étendue et sa forme rectangulaire, elle est encombrante et, malgré toutes les précautions imaginables, elle laisse facilement le fluide se perdre dans l'atmosphère, lorsque celle-ci est orageuse ou humide.

Dans ces conditions, le praticien ne pouvait, avec cet appareil, recueillir, à certains jours, la quantité d'électricité dont il avait besoin, et il se trouvait, à chaque instant, condamné à interrompre le traitement de ses malades, au grand préjudice de leur guérison. Au début de ma pratique, j'en ai souvent fait moi-même la triste expérience.

Cet inconvénient fut certainement une des principales raisons qui firent délaisser, pendant un assez grand nombre d'années, l'électricité statique pour l'électricité dynamique.

Et pourtant l'observation clinique donne chaque jour la preuve que la machine à une seule roue de verre constitue dans certains cas — non dans tous — le meilleur appareil. Est-ce parce que cette machine ne donne que de l'électricité *statique*, laquelle, aussitôt produite, parvient directement au malade à l'aide du tube de communication, sans aller s'induire dans un second plateau, comme cela a lieu avec la machine de Carré et toutes les autres machines imitées de celle-ci ? Je l'ignore, mais le fait existe et, depuis vingt ans, je l'ai constaté trop souvent pour qu'il reste, dans mon esprit, le moindre doute à cet égard.

Il ne faut pas craindre de l'avouer, l'électro-thérapie n'est pas encore entièrement sortie du domaine de l'empirisme. Aussi, pour le moment, convient-il de faire bon marché des théories pour s'en tenir uniquement à l'expérimentation pure. Contentons-nous de constater des faits, d'enregistrer des succès, et laissons au temps le soin de nous en expliquer le pourquoi : l'électricité n'a certes pas dit son dernier mot.

J'ai donc cherché à obvier, par tous les moyens possibles, aux inconvénients que présente la construction de l'appareil de Ramsden, si excellent en principe.

Voici, très sommairement, la description de la machine que j'ai imaginée et qui n'est autre qu'une machine de Ramsden très perfectionnée.

Plateau. — Sachant combien la nature du plateau a d'influence dans les machines à frottement, j'ai fait choix d'une glace ancienne, bien supérieure aux glaces modernes dont on fait usage aujourd'hui.

Il est nécessaire, en effet, de rechercher le verre dont la conductibilité superficielle est la plus faible et, à cet égard, les glaces de fabrication ancienne, les vieilles glaces d'appartement surtout, jouissent d'une supériorité indiscutable qu'elles doivent à une proportion moindre d'alcalis.

Le diamètre du plateau mesure un mètre ; sa partie centrale, qui n'est pas frottée, est recouverte d'une couche épaisse de vernis à la gomme laque.

Coussins. — Les frottoirs insuffisants de la machine de Ramsden ont été remplacés par des coussins assez larges et très longs, exerçant un frottement qui s'étend sur une grande partie du diamètre de la roue, ce qui augmente notablement la production fluidique.

Ces coussins sont élastiques et recouverts d'un morceau de soie qui, par les inégalités du tissu, retient la couche d'amalgame mieux encore que la surface polie du cuir.

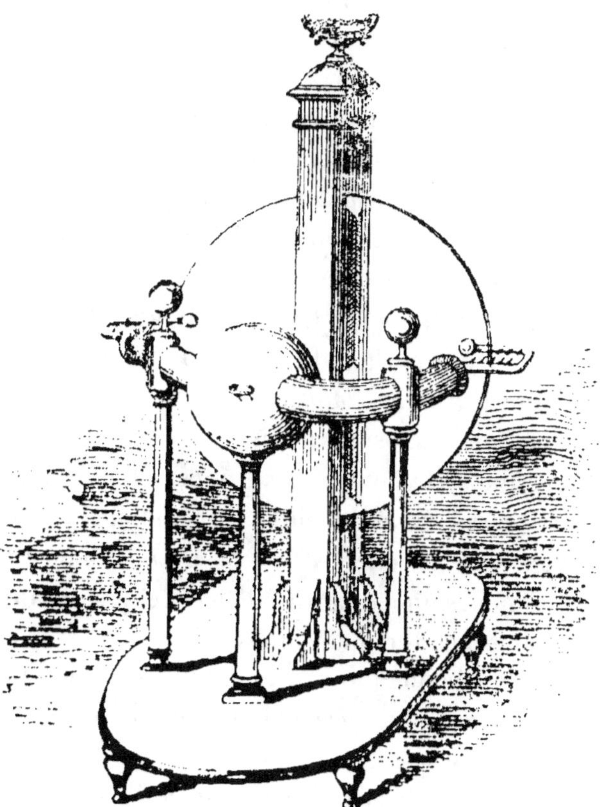

Fig. 2. — Machine du Dr Arthuis.

Enfin, au lieu de nous servir seulement de l'or mussif pour enduire les frottoirs, nous y ajoutons l'emploi de l'amalgame de Kienmayer, composé de mercure, zinc et étain. Nous obtenons ainsi des coussins parfaitement métallisés et donnant un grand dégagement d'électricité.

Conducteur. — Les longs conducteurs de la machine de Ramsden étaient défectueux. Après bien des essais, j'ai donné la préférence au conducteur représenté dans les figures ci-contre. Sa forme demi-circulaire, son diamètre assez gros, l'adjonction d'une sphère collectrice au milieu, permettent de recueillir une grande quantité d'électricité, tout en rendant l'appareil peu encombrant.

Les modifications et les perfectionnements qui précèdent m'ont permis d'établir une machine électrique *essentiellement statique*, et presque insensible aux variations atmosphériques.

Placée dans de bonnes conditions, elle ne laisse jamais l'opérateur en défaut : par tous les temps, en toutes saisons, elle est prête à fonctionner et donne toujours une quantité d'électricité suffisante pour les besoins thérapeutiques.

Le fluide abondant qu'elle produit est du *fluide positif*. Il est doux, agréable, essentiellement calmant.

Les étincelles dégagées ne sont nullement douloureuses, et font seulement éprouver aux malades une très légère sensation de piqûre qui n'a jamais rien d'irritant.

En résumé, pour appliquer avec toutes les chances possibles de succès la médication électro-statique, il est bon que le médecin ait à sa disposition deux machines : celle de Carré et la nôtre. Elles se complètent mutuellement et, à elles deux, elles répondent à tous les besoins de la pratique.

Notre machine sera employée de préférence dans le traitement des névralgies, des névroses et, en un mot, dans tous les cas où le malade a besoin, avant tout, d'être calmé et détendu.

La machine diélectrique de Carré, modifiée comme nous l'avons fait, convient mieux, au contraire, à cause de son action puissante et soutenue, aux maladies qui, comme la paralysie, l'atrophie musculaire, l'ataxie, etc., réclament un stimulant énergique plus apte à produire rapidement le résultat désiré.

Conditions nécessaires au bon fonctionnement des machines.

Pour obtenir et recueillir une grande quantité d'électricité, il ne suffit pas d'avoir un bon appareil remplissant toutes les conditions désirables au point de vue de la disposition et du fini de la construction. Il faut encore s'entourer de certaines précautions essentielles que nous allons passer rapidement en revue.

Tous les jours, lorsque les électrisations sont terminées, la machine doit être essuyée avec le plus grand soin, et les plateaux nettoyés avec de l'alcool absolu, de l'éther ou du pétrole pour enlever toutes les matières que le frottement des coussins y dépose.

La machine nettoyée est recouverte d'une enveloppe de laine qui la protège contre la poussière et l'humidité pendant qu'elle ne fonctionne pas. Au moment de s'en servir, on la découvre et l'on essuie de nouveau toutes les pièces avec de la laine ou une flanelle sèche et chaude, pour empêcher la déperdition du fluide.

Lorsque la machine doit fonctionner longtemps de suite, il est nécessaire, je l'ai dit, d'avoir des coussins de rechange. En faisant succéder, toutes les heures environ, de nouveaux coussins à ceux qui viennent de servir, on augmente sensiblement le dégagement d'électricité.

Mais ce qui importe, avant tout, c'est d'installer les machines électriques dans une chambre vaste, bien aérée, où circule librement un air parfaitement sec. On se gardera donc de les mettre dans un rez-de-chaussée où règne toujours une certaine humidité; on les placera, de préférence, à un premier étage, autant que possible exposé au midi.

Enfin, lorsque l'atmosphère sera humide, on veillera à ce que les fenêtres ne soient pas ouvertes et on chauffera suffisamment la chambre dans laquelle seront en permanence des vases contenant de la chaux vive, ou du chlorure de calcium qui absorberont sans cesse la vapeur d'eau.

Des moyens de mettre les machines en mouvement

Dans notre mémoire sur l'*Electricité statique et l'hystérie,* nous avons suffisamment étudié la question des moteurs pour ne pas avoir à y revenir de nouveau. Qu'il nous suffise de dire que, malgré tous les perfectionnements que ces appareils ont subis dans ces dernières années, aucun d'eux ne remplit, en électro-thérapie, les conditions voulues.

Le meilleur moyen de mettre les machines statiques en rotation, le procédé préférable à tous les autres, parce qu'il donne le mouvement le plus régulier, le plus doux et le plus silencieux, consiste à faire tourner la machine par une personne placée dans une chambre contiguë au cabinet d'électrisation, disposition qui permet au médecin de rester seul avec son malade.

L'axe de la machine traverse la cloison de séparation des deux chambres et, au moyen d'un timbre et de certains signaux convenus, l'aide est constamment averti du mouvement lent ou rapide qu'il faut imprimer à la roue, et du sens dans lequel il doit la faire tourner.

Il ne faut pas oublier, en effet, que si la machine Carré se meut toujours dans le même sens, il n'en est pas de même de la nôtre qui, comme toutes les machines à frottement à une seule roue, a besoin, pour dégager beaucoup d'électricité, d'être tournée alternativement de droite à gauche et de gauche à droite. Or, l'être humain est seul capable de renverser ainsi le sens de rotation sans qu'il en résulte le moindre bruit, ni la plus légère secousse.

Tube de communication

La meilleure façon de mettre le malade en communication avec la machine consiste à se servir d'un tube métallique poli avec soin, dont une des extrémités, recourbée en crosse et terminée par une petite boule de verre ou d'ébonite, vient s'accrocher à l'anneau attenant au conducteur de la machine, tandis que l'autre extrémité, arrondie en cercle, reste aux mains du sujet assis sur l'isoloir.

Certains médecins font reposer l'extrémité du tube conducteur sur l'isoloir. C'est là, nous l'avons démontré autrefois, une pratique défectueuse. Nous le répétons, le procédé vraiment bon et vraiment commode est de tenir simplement dans la main le tube de communication, comme cela est indiqué dans les différentes figures de ce livre.

Isoloir ou tabouret isolant.

L'isoloir joue un rôle considérable dans les opérations électriques. Machine puissante, installation convenable, tube de communication parfait, tout cela ne suffit pas dans la pratique médicale ; il faut arriver à ce que rien ne se perde du fluide produit.

Avec un isoloir imparfait, il arrive souvent que, malgré la très grande quantité d'électricité dégagée par la machine et les bonnes conditions du cabinet d'électrisation, les cheveux du patient sont à peine relevés, et que le souffle, quelquefois même les étincelles sont à peine ressenties. C'est là, on le comprend, un inconvénient des plus sérieux.

L'isoloir employé par nos devanciers — et en usage encore aujourd'hui — était simplement une large planche de bois, aux angles arrondis, reposant sur quatre pieds de verre. Cette planche devait être assez grande pour recevoir une chaise sur laquelle prenait place le malade.

Nous même, au début de nos études, nous nous sommes servi de cet isoloir, mais nous n'avons pas tardé à reconnaître combien il laissait à désirer. Dans les temps humides, une partie du fluide électrique glisse sur la surface des pieds de verre, malgré le vernis dont on les recouvre, et va se perdre dans le sol. D'un autre côté, le bois est lui-même conducteur. Enfin, quelque soit le soin avec lequel on façonne la planche, elle présente toujours des aspérités par lesquelles s'écoule une certaine quantité de fluide. Le malade ne reçoit dès lors qu'une partie de l'électricité fournie par l'appareil, ce qui est, dans beaucoup de cas, tout-à-fait insuffisant.

J'ai fait construire un isoloir spécial, *complètement en verre,* formé d'une épaisse plaque de glace, longue d'un mètre et large de 60 centimètres, à arêtes parfaitement arrondies, dont la face supérieure est percée de petites cavités destinées à recevoir les pieds du siège sur lequel le malade doit s'asseoir.

La plaque de verre est supportée par cinq pieds également en verre, soigneusement vernis à la gomme laque, et hauts de 35 centimètres, qui sont scellés dans le parquet.

Cet appareil remplit donc toutes les conditions désirables d'isolement, en permettant au malade de recevoir et de conserver toute l'électricité produite. Aussi des machines statiques, même beaucoup moins puissantes que celles dont nous faisons usage, deviennent souvent suffisantes par la seule perfection de notre isoloir.

Excitateurs.

L'instrument appelé *excitateur* est une simple tige de métal, quelquefois de bois, terminée en pointe à l'une de ses extrémités, en boule à l'extrémité opposée (fig. 3).

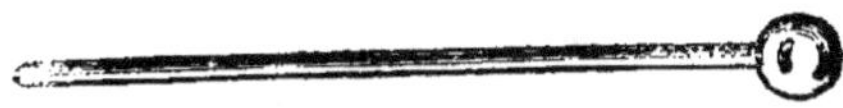

La pointe donne le courant ; la boule donne l'étincelle.

Cet excitateur, tenu à la main (fig. 4), fait ressentir à l'opérateur les sensations éprouvées par le malade, surtout lorsqu'on produit des étincelles.

Afin de répondre à tous les besoins de la pratique, il est nécessaire d'avoir des excitateurs de toutes formes et de toutes dimensions. Nous en avons dont les sphères ont la grosseur du poing ; d'autres, au contraire, sont terminés par une petite boule à

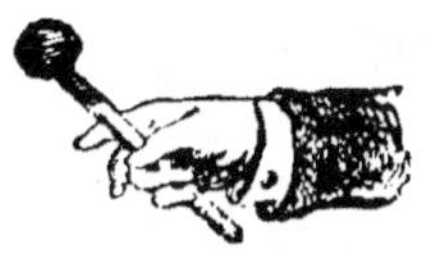

peine grosse comme une cerise. Entre ces deux dimensions, il existe naturellement une échelle très étendue.

Les excitateurs à grosses boules s'emploient de préférence dans la paralysie, dans l'atrophie musculaire, dans l'ataxie, etc., sur le tronc et surtout sur les membres ; tandis que les petits excitateurs sont nécessaires pour électriser les parties délicates, telles que le cou, la face, etc.

Dans certains cas que nous préciserons plus tard, il faut donner la préférence aux excitateurs de bois sur les excitateurs métalliques. Leur différence d'action dépend de leur différence de conductibilité : le bois est beaucoup moins conducteur que le métal.

Lorsque le médecin veut rester isolé et ne pas ressentir le contre-coup des étincelles, la forme de l'instrument doit être modifiée. Voici l'excitateur isolé, extrêmement commode, que j'ai imaginé et qui est universellement employé aujourd'hui.

Le milieu de l'excitateur (fig. 5), c'est-à-dire la partie A B, est en verre, et à ses deux extrémités, en A et en B, sont soudées les parties métalliques. En outre, près des points A et B, en O, se trouve un

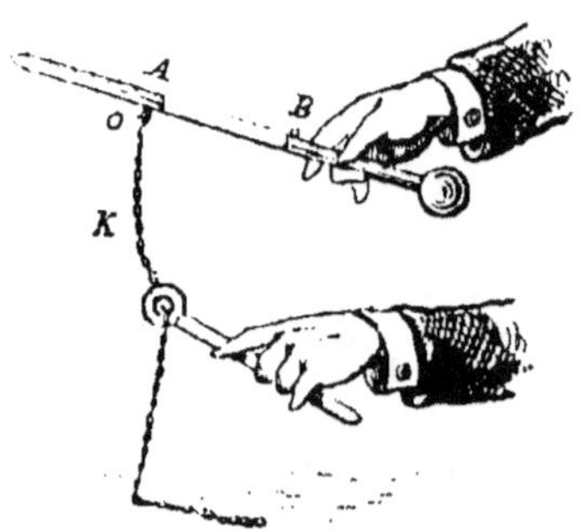

Fig. 5. — Excitateur isolé.

petit anneau auquel s'adapte, à l'aide d'un crochet, la chaine K qui fait communiquer l'excitateur directement avec le sol.

Cette chaine qui ne présente ni aspérité, ni solution de continuité, est attachée à l'anneau A, ou à l'anneau B, suivant qu'on veut donner des courants ou des étincelles.

On voit sur la figure que la chaine K traverse l'anneau terminal d'une tige de verre tenue par la main gauche de l'opérateur. Ce petit appareil, que j'ai ajouté à mon excitateur isolé, sert à écarter la chaine des bords de l'isoloir.

Les résultats thérapeutiques sont naturellement les mêmes, qu'on se serve de l'excitateur direct ou de l'excitateur isolé. Disons, toutefois, que les étincelles produites par le premier sont sensiblement plus fortes que celles que l'on obtient avec le second, d'où suit la nécessité d'employer l'excitateur direct toutes les fois que le rendement de la machine laisse à désirer.

Nous verrons, dans le chapitre suivant, d'autres excitateurs de formes différentes, et destinés à des opérations spéciales. Décrire dès maintenant ces instruments, serait allonger inutilement ce travail dont la nature même nous oblige déjà à des redites nombreuses que, pour être bien compris, nous ne pouvons malheureusement pas éviter.

PROCÉDÉS OPÉRATOIRES

En exposant les différents procédés opératoires qui permettent d'appliquer avec succès l'électricité statique à de nombreuses maladies, nous indiquerons les procédés nouveaux que nous avons créés et qui, s'ajoutant à ceux du passé, constituent un ensemble répondant à tous les cas possibles.

Nous étudierons le bain fluidique, le souffle, le courant qui n'est qu'une modification du souffle, la friction électrique et les étincelles. Quant à la bouteille de Leyde, nous ne la nommons que pour en proscrire formellement l'usage.

Bain électrique ou fluidique

Il faut entendre par là un bain purement *fluidique*, et non pas un bain liquide comme celui qui a été un moment en usage dans l'électricité dynamique, et qui est depuis longtemps tombé dans l'oubli.

Dans le bain électro-statique, le malade *tout habillé* et assis sur l'isoloir, est mis en communication

avec la machine à l'aide du tube conducteur qu'il
tient à la main (fig. 6).

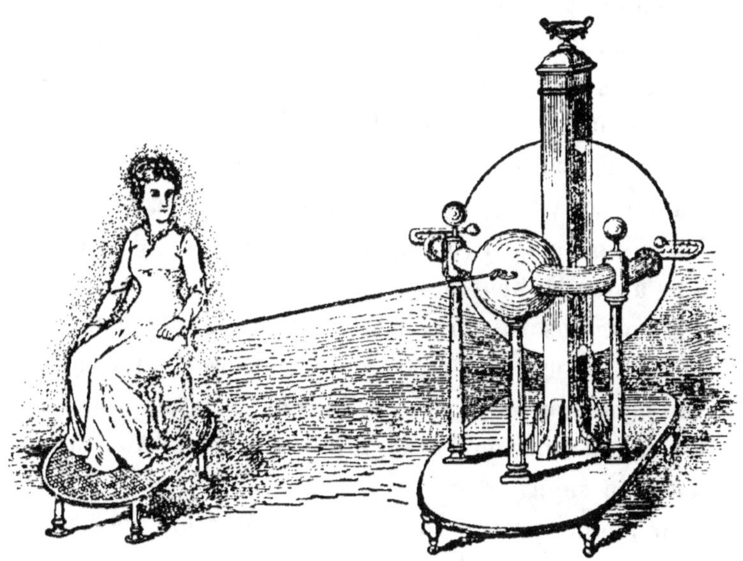

Fig. 6. — Bain électro-statique.

Aussitôt que la roue est en mouvement, il se sent
inondé de fluide des pieds à la tête ; il en est en-
vironné de toutes parts ; en un mot, il est plongé
dans le fluide électrique comme le baigneur l'est
dans l'eau. Ses cheveux s'agitent et se dressent, et
il éprouve sur le front une légère sensation ressem-
blant au contact d'une toile d'araignée.

Le bain fluidique, qui permet de généraliser l'action électrique à tout le corps, est un procédé fort

doux qu'il convient de toujours employer au début du traitement.

Mais, qu'on ne l'oublie pas, il ne constitue pas un moyen curatif. Dans aucun cas il n'est capable, employé seul, de produire la guérison, même des maladies les plus récentes et relevant le plus directement de la médication électro-statique.

Comme nous, les médecins du siècle dernier avaient constaté l'insuffisance du bain électrique dont ils prolongeaient cependant la durée pendant trois à quatre heures par jour.

Si, par hasard, on constate à la première séance quelques troubles nerveux, ou une légère excitation, ces phénomènes sont d'ordre purement psychique.et dépendent uniquement de l'impressionnabilité exagérée du sujet.

Ma longue pratique de l'électricité ne me permet pas de douter que les effets physiologiques, attribués gratuitement au bain fluidique par quelques auteurs modernes, doivent bien plutôt être rapportés soit à une heureuse coïncidence, soit à une exaltation plus ou moins grande de l'imagination des malades.

Si j'insiste sur ce point, c'est parce qu'il importe beaucoup que les médecins qui appliqueront l'électricité statique — et ils deviennent chaque jour plus nombreux — n'accordent pas, *à priori*, au bain électrique des propriétés thérapeutiques qu'il n'a pas, qu'il ne peut avoir.

En électro-thérapie statique, le bain n'est qu'une *entrée en matière*, et compter sur son action thérapeutique serait s'exposer à voir les forces du malade s'épuiser en vaines tentatives, et le zèle du médecin en efforts impuissants.

Toutefois, si le bain électro-statique est dénué de vertu curative, il n'en joue pas moins un rôle important dans la médication que nous exposons. Il habitue insensiblement le malade à l'action électrique, il le prépare à l'emploi de moyens plus énergiques et vraiment efficaces, il facilite l'application de ces moyens, il aide, enfin, le médecin à triompher de la résistance du malade, à se rendre compte de son impressionnabilité et à éviter ainsi tout accident.

C'est pour toutes ces raisons que nous commençons, en général, le traitement de nos malades par le bain électrique administré, les deux premiers jours, pendant huit à dix minutes chaque fois.

Courants électriques. — Aigrettes.

Pour produire le courant électrique, il suffit d'approcher du malade, assis sur l'isoloir, la pointe d'un excitateur tenu à quelques centimètres de distance (fig. 7).

On entend alors un bruit sourd analogue à celui que produit un jet de vapeur. En même temps, le sujet éprouve la sensation d'un vent frais et très agréable.

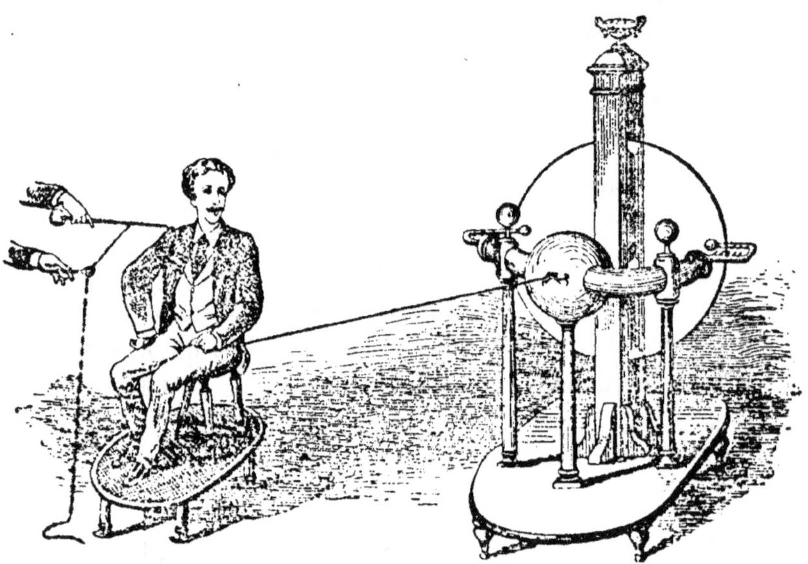

Fig. 7. — Courants électriques.

Dans l'obscurité on aperçoit, au bout de la pointe de l'excitateur, des jets lumineux formant une belle aigrette, d'où le nom d'*électrisation par aigrettes* qu'on donne encore à ce procédé.

Souffle électrique.

Si l'excitateur, au lieu de se terminer par une seule pointe, se termine par une plaque métallique sur laquelle sont implantées des pointes en plus ou moins grand nombre, il produit un courant plus

Fig. 8. — Excitateur à pointes multiples.

doux auquel on a donné le nom de *souffle électrique* ou *effluves électriques*.

Cet excitateur se tient à la main comme l'excitateur ordinaire,

Si le médecin voulait rester en dehors du cercle d'action, il se servirait de l'excitateur isolé représenté dans la figure 9.

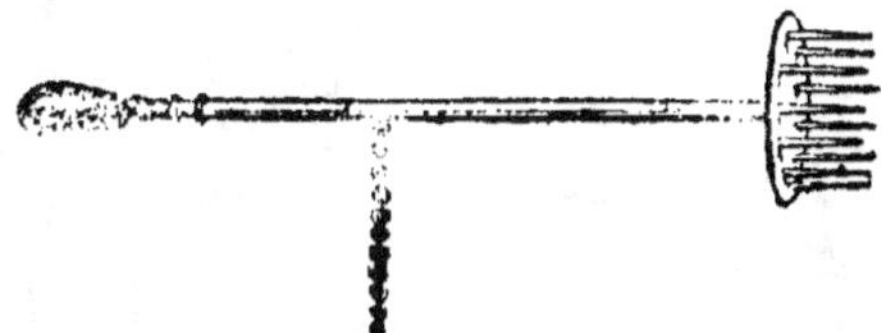

Fig. 9. — Excitateur isolé à pointes multiples.

Ces deux instruments offrent les multiples avantages de produire un souffle électrique doux, calmant, de couvrir une grande surface et de pouvoir même embrasser à la fois toute une région (fig. 10).

Propriétés du souffle électrique. — Le courant et le souffle, dont l'action diffère seulement par le degré d'énergie, ont des propriétés calmantes et sédative très prononcées, aussi s'emploient-ils avec beaucoup d'avantages dans le traitement des névroses, des névralgies et de toutes les maladies où existe soit de la *douleur*, soit de *l'excitation nerveuse*.

Le souffle électrique exerce également une action très manifeste sur le pouls dont il diminue l'accélération, alors même qu'il existe une affection organique du cœur, ainsi que nous l'avons souvent constaté.

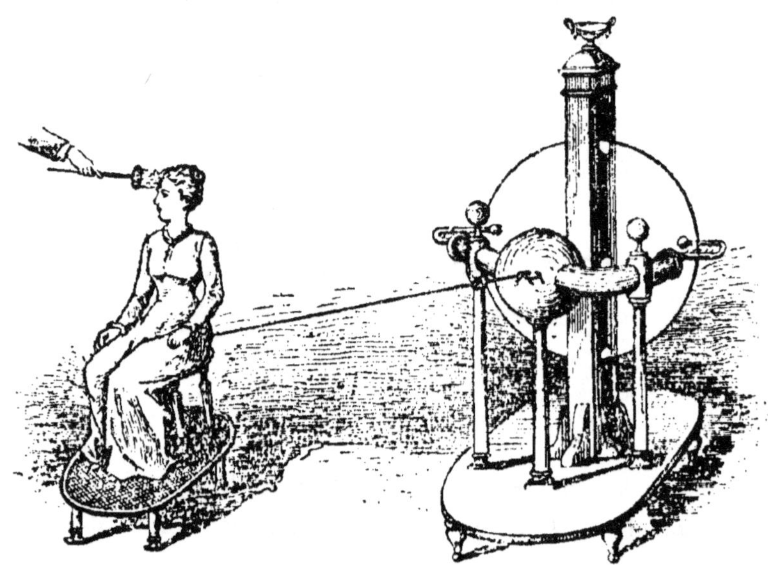

Fig. 10. — Souffle électrique.

Si, dans certaines affections, il est nécessaire d'administrer au malade un souffle très doux, dans d'autres il est préférable de le soumettre à un souffle énergique, quelquefois plus calmant.

Fig. 11. — Excitateur à grosses pointes.

Pour obtenir ce souffle, j'ai fait construire un excitateur de même forme que le précédent (fig. 11), mais avec des pointes moins nombreuses, cinq ou six au plus, beaucoup plus grosses et arrondies aux extrémités, de façon à représenter la forme des doigts. Cet instrument, qui n'est pas isolé, se tient à la main.

J'en ai fait faire un second absolument semblable, mais isolé par un manche de verre, et dont on se sert comme de l'excitateur isolé ordinaire (fig. 12).

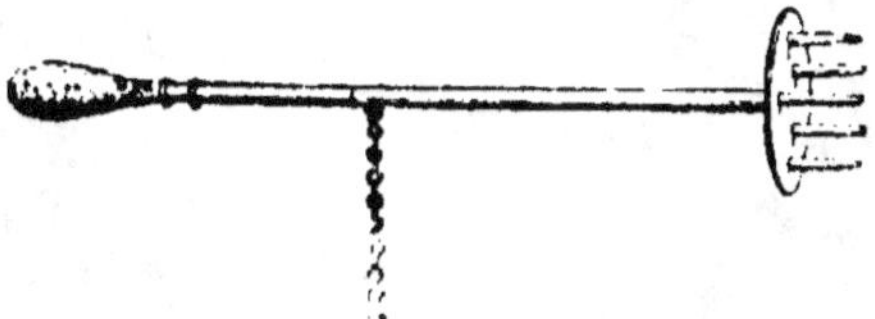

Fig. 12. — Excitateur isolé à grosses pointes.

Ces excitateurs permettent de calmer admirablement les douleurs violentes et rebelles, entre autres les douleurs fulgurantes particulières à l'ataxie locomotrice, cette affreuse maladie qui torture les malades et fait le désespoir des médecins.

Nous engageons nos confrères à ne pas oublier ces instruments dans leur arsenal électro-statique.

Étincelles électriques.

Si, au lieu de la pointe, on approche du malade la boule de l'excitateur, on obtient un trait lumineux, c'est-à-dire une étincelle plus ou moins forte selon la distance, et toujours sans la moindre secousse.

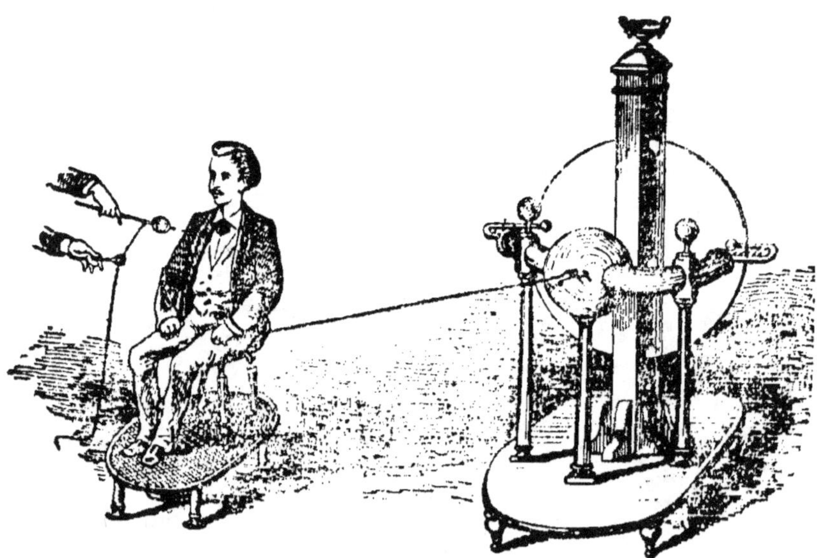

Fig. 13. — Étincelle électrique.

On éloigne alors l'excitateur, afin de donner au conducteur et par conséquent au malade le temps de se charger de nouveau fluide et, en rapprochant la boule, on obtient une nouvelle étincelle (fig. 13).

Quand les étincelles sont petites, elles présentent une forme rectiligne. Si elles sont puissantes, elles affectent la forme en zigzag de l'éclair dans les nuées orageuses.

L'énergie des étincelles varie avec la grandeur de la machine, avec la pression des coussins sur le plateau, avec la vitesse de rotation de la roue, enfin avec la grosseur de la boule de l'excitateur. C'est pour cela qu'on doit avoir, comme nous l'avons dit précédemment, un grand nombre d'excitateurs avec des boules de différents diamètres.

On ne devra jamais donner d'étincelles au début du traitement, mais attendre que le malade, surtout s'il est impressionnable, soit un peu habitué à l'action électrique. Les premiers jours, elles devront être faibles et peu nombreuses, puis on en augmentera progressivement le nombre et la force.

Propriétés des étincelles. — Les étincelles produites par une machine bien choisie pour la pratique médicale, ne causent jamais de choc. Elles déterminent seulement une petite sensation de piqûre et de chaleur ; en outre, lorsqu'elles sont fortes, elles font contracter les muscles électrisés.

Lorsqu'elles sont énergiques et nombreuses,

elles laissent sur la peau de petits points rouges qui persistent pendant plusieurs heures. Mais, dans aucun cas, elles ne présentent le plus léger inconvénient.

Si l'électrisation par étincelles est prolongée, le pouls devient un peu plus rapide, la température plus élevée, la respiration plus aisée et la transpiration plus abondante.

Chez les femmes impressionnables, on constate, aux premières séances, une transpiration assez sensible dans l'intérieur des mains.

Les étincelles ont une action essentiellement *tonique*, et conviennent principalement dans les cas de parésie, de paralysie, d'atrophie musculaire, de faiblesse, d'atonie, d'engourdissement, d'impuissance, et comme dissolvant de certains engorgements.

Dans les névroses et dans les névralgies, on est aussi parfois obligé, pour tonifier le système nerveux, d'avoir recours à de petites étincelles, comme nous l'expliquerons dans notre étude sur le traitement de ces affections.

Frictions électriques.

Si l'on recouvre de laine ou de flanelle une partie du corps, de telle sorte que l'étoffe s'applique exactement sans former aucun pli, qu'elle soit pour ainsi dire collée sur la partie malade, et si l'on promène légèrement, sur cette partie ainsi recouverte, la boule d'un excitateur, on provoque de la chaleur et un picotement résultant d'une multitude de petites étincelles qui jaillissent entre la flanelle et la boule de l'excitateur.

La peau qui a subi la friction électrique reste pendant quelques heures plus ou moins vergetée, selon sa sensibilité et sa délicatesse, et suivant l'énergie et la durée de l'opération.

Cette manière d'électriser, que l'on désigne sous le nom de *friction électrique*, donne, dans beaucoup de cas, les meilleurs résultats.

Moins on appuie la boule de l'excitateur sur la partie malade, plus la friction est active, et celle-ci est sensiblement plus forte avec l'excitateur direct qu'avec l'excitateur isolé.

Au lieu de couvrir les endroits sur lesquels la friction doit être pratiquée, on peut les mettre à nu et envelopper alors de flanelle la boule de l'excitateur. Dans certains cas — les affections de la face en particulier — ce procédé est même préférable au précédent, parce qu'il est plus facile à appliquer aux régions qui, comme le visage, présentent une surface accidentée.

J'ai imaginé un excitateur (fig. 14) qui rend de grands services en permettant d'obtenir, à la fois, une friction égale, énergique et étendue. C'est un instrument de forme semblable à l'excitateur dont on se sert pour produire le souffle, mais dont la plaque métallique, au lieu de présenter des pointes, est recouverte d'une grande quantité de demisphères de très petit diamètre.

Fig. 14. — Excitateur à boules multiples.

A l'aide de cet appareil, on fait disparaître promptement les douleurs rhumatismales les plus violentes.

Mais c'est surtout contre l'*anesthésie* que la friction électrique, pratiquée avec l'excitateur à boules multiples, produit des effets remarquables et rapides.

Electrisation des oreilles.

Lorsqu'on veut soumettre à l'influence du courant électrique certaines cavités, les oreilles par exemple, il suffit de présenter à leur orifice la pointe de l'excitateur.

Mais lorsqu'il est nécessaire d'avoir recours aux étincelles et de pénétrer profondément, voici comment on opère :

On prend un tube épais, traversé par une petite tige métallique dont les deux extrémités, saillantes en dehors du tube, se terminent par deux boules d'inégale grosseur (fig. 15).

Si, comme le représente cette figure, on veut électriser l'oreille dans un cas de surdité, le malade, assis sur l'isoloir, prend dans sa main le tube de verre et enfonce la petite boule dans l'oreille aussi profondément que possible, tandis que l'opérateur, à l'aide d'un excitateur, fait jaillir sur l'autre boule une étin-

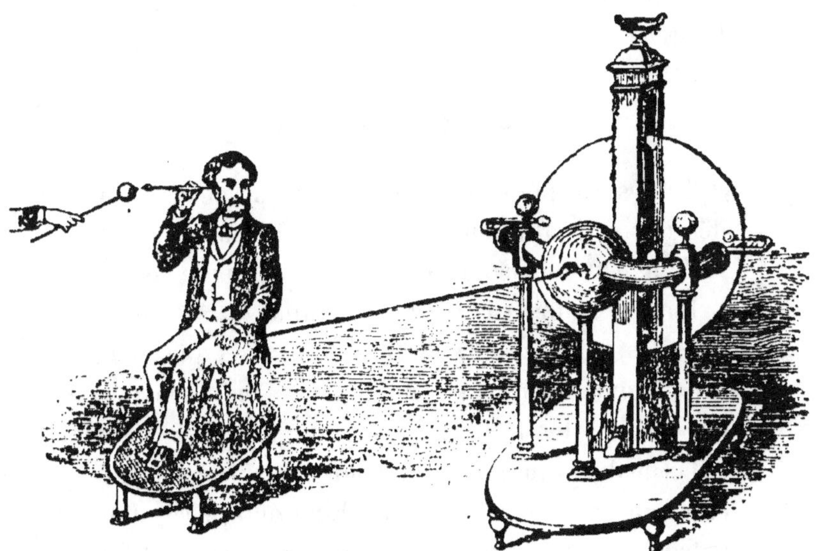

Fig. 15. — Électrisation des oreilles.

celle qui est immédiatement reproduite à l'autre extrémité, c'est-à-dire entre la boule introduite dans l'oreille et la portion de l'oreille qui lui correspond.

Cette dernière boule doit être extrèmement petite, afin d'arriver très près de la membrane du tympan.

Ce procédé, qui semble au début un peu douloureux, n'a pas le moindre inconvénient; même employé énergiquement, il ne cause jamais le plus léger mal de tête, et les malades s'habituent très vite à la sensation qu'il produit.

Dans les surdités d'origine nerveuse, et dans les bourdonnements, il donne les résultats les plus heureux.

Procédé inverse.

Toutes les opérations électriques que nous avons décrites se pratiquent, avons-nous dit, alors que le malade est sur l'isoloir et le médecin sur le sol.

Dans certains cas il est préférable de renverser les rôles, d'où le nom de *procédé inverse* que nous avons donné à cette façon de faire, indiquée déjà par Cavallo dès 1785.

Le médecin monte sur l'isoloir, se met lui-même en communication avec la machine et, placé dans le bain électro-statique, il administre au malade, resté à terre, les moyens réclamés par sa maladie.

Le fluide reçu ainsi est notablement plus doux, parce qu'il ne fait que traverser rapidement le corps du malade pour s'écouler immédiatement dans le sol.

Nous avons vu plusieurs fois réussir le procédé

inverse dans des cas d'hystérie et de neurasthénie,
où les procédés ordinaires avaient échoué.

Lois fondamentales.

L'électricité statique repose sur des principes
dont le médecin ne peut s'affranchir s'il veut réussir dans les cures qu'il entreprend.

Première loi. — Dans toutes les maladies qui réclament le traitement électro-statique, les courants,
le souffle, les frictions et les étincelles doivent toujours être dirigés de *haut en bas*, c'est-à-dire de la
naissance des nerfs à leur terminaison, et toujours
aussi dans la direction exacte des nerfs et des muscles malades.

L'expérimentation clinique montre que cette loi
est absolue et ne souffre aucune exception.

Répétons-le, l'action physiologique de l'électricité
statique est encore à l'état d'enfance, et jusqu'à
nouvel ordre l'observation clinique seule doit faire
autorité.

Deuxième loi. — Dans les mêmes affections, qu'elles
soient *générales* ou *locales*, il faut toujours agir sur
les centres nerveux et sur l'organisme entier, tout
en électrisant spécialement les parties affectées.

Il n'est pas besoin d'insister sur la nécessité d'a-
gir sur les centres nerveux dans les maladies où
ceux-ci sont plus ou moins atteints.

Dans les affections généralisées, comme le sont les névroses, l'indication d'une action générale est également de toute évidence.

Mais ce que pourrait moins comprendre le médecin qui n'a pas une expérience suffisante de notre méthode, c'est que la même nécessité s'impose pour les *affections localisées*. Si dans la névralgie faciale, par exemple, on électrisait seulement la partie douloureuse, on n'obtiendrait qu'un résultat lent et incomplet.

Dans la seconde partie de ce travail, nous aurons l'occasion de revenir longuement sur ce point si important pour la pratique.

Troisième loi. — Pour produire un souffle, une étincelle ou une friction puissante, il faut que le vêtement extérieur, toujours très sec, soit en laine, en flanelle ou en soie.

Le coton et le lin étant très conducteurs, ne retiennent pas assez l'électricité à la surface du corps, et ne permettent pas de pratiquer assez énergiquement ces opérations.

Quatrième loi. — Le vêtement extérieur doit être également très étroit et s'appliquer exactement sur les différentes parties du corps. S'il était large, il s'introduirait de l'air entre lui et la peau, de sorte que le malade sentirait à peine les étincelles et pas du tout le souffle et le courant.

Les deux derniers paragraphes démontrent que,

quels que soient la maladie à combattre et le procédé opératoire employé, le malade reste toujours revêtu de ses habits.

Cinquième loi. — La médication électro-statique est une de celles auxquelles les malades s'accoutument assez vite. De là, la nécessité, dans les cures de longue durée, de suspendre de temps en temps son emploi, afin de contre-balancer l'influence de l'habitude.

Une bonne mesure consiste à faire cesser le traitement électrique pendant dix ou quinze jours, tous les deux ou trois mois.

De la nécessité d'employer toujours les moyens les plus doux.

Dans l'exposé que nous venons de faire des diverses manières d'appliquer le fluide électrique au traitement des maladies, nous avons suffisamment laissé entrevoir la loi suivante qu'il convient en ce moment de bien établir :

Loi. — Il faut toujours apporter la plus grande douceur dans l'application de l'électricité statique, et ne jamais recourir à un procédé plus puissant qu'après avoir reconnu trop faible celui qu'on employait.

Avant d'arriver aux étincelles, on aura donc dû passer par le bain, le souffle et la friction électrique.

En électrothérapie, il est toujours mauvais d'avoir recours à un traitement vigoureux lorsqu'un traitement plus doux peut suffire.

En agissant ainsi avec une sage modération, on n'a jamais le moindre inconvénient à craindre et l'on obtient, sinon plus rapidement, du moins plus sûrement, la guérison qui reste, en outre, toujours plus durable.

Nous nous bornons ici à ces recommandations générales, nous réservant d'indiquer plus loin les procédés spéciaux à chaque maladie.

Durée du traitement électrique.

La durée du traitement électrique varie avec la gravité, mais beaucoup plus encore avec l'*ancienneté* de la maladie.

Lorsque celle-ci est récente, elle disparaît rapidement. Souvent deux ou trois électrisations suffisent pour guérir des douleurs névralgiques ou rhumatismales violentes, mais dont les malades ne sont atteints que depuis peu de jours.

Si, au contraire, l'on a à combattre ces affections chroniques existant souvent depuis plusieurs années, et contre lesquelles tout a déjà été inutilement tenté, il faut un temps plus long, je dirai même une certaine persévérance.

J'ai quelquefois vu des maladies qui, pendant un

laps de temps assez considérable, semblaient résister à la médication électro-statique, se terminer néanmoins par une guérison complète. Particularité curieuse à noter, j'ai toujours observé que, dans les cas où l'amélioration se faisait un peu attendre, aussitôt qu'elle avait commencé, elle s'accentuait rapidement ; de sorte que chez ces malades, qui tout d'abord avaient semblé réfractaires, la durée totale de la cure n'était pas sensiblement plus longue que chez les autres.

Dans plusieurs cas, il nous est arrivé de n'obtenir, pendant le traitement, qu'un mieux plus ou moins notable. Mais quelques semaines après l'avoir suspendu, les malades voyaient survenir une réaction bienfaisante, suivie de la guérison définitive.

On comprend toutefois que, pour qu'il en puisse être ainsi, il est indispensable que le malade ait suivi la médication pendant un certain temps.

D'un autre côté, il est du devoir du médecin de ne pas prolonger sans raison la durée du traitement électrique. Si, au bout de cinq à six semaines, la maladie n'a subi aucune amélioration, on doit regarder l'électricité comme impuissante et en cesser l'usage.

Si, au contraire, on peut constater le plus léger amendement dans l'état du malade, il faut persévérer dans l'emploi de la médication, sans se laisser décourager par la lenteur des progrès.

En résumé, l'électricité statique a besoin d'un certain temps pour développer son action et opérer ses effets dans les affections chroniques. « Lorsqu'une maladie, a écrit Trousseau, est profondément entrée dans l'organisme, lorsqu'elle domine, pour ainsi dire, toute sa substance, on ne saurait avoir la prétention de faire taire ses manifestations, de la guérir en un court espace de temps. »

Nous ne saurions donc trop engager le malade et le médecin à ne pas se rebuter aussi promptement qu'ils le font quelquefois l'un et l'autre.

Que tous les deux le sachent bien, c'est surtout pour les affections que nous traitons ici, qu'a été formulé l'axiôme médical si connu et si vrai :

A maladie chronique, traitement chronique.

Durée de l'électrisation.

La durée de l'électrisation qui, presque toujours, doit être journalière, surtout au début du traitement, varie avec la nature de la maladie et aussi avec l'âge et la constitution du malade.

Une séance de deux à quatre minutes suffit à un enfant, et huit à dix minutes constituent une bonne moyenne pour un adulte.

J'ai souvent essayé de dépasser cette dernière limite, afin de bien étudier les effets produits et, dans ce but, j'ai prolongé la séance jusqu'à vingt et même trente minutes ; mais je n'en ai jamais retiré aucun avantage.

J'ai même remarqué que les électrisations trop longues causaient parfois un peu de lassitude et d'excitation.

Quand, par sa violence ou par le péril qu'elle fait courir aux malades, une affection exige un prompt soulagement, comme les tics douloureux dont les souffrances aiguës portent quelquefois au suicide, ou bien certaines danses de Saint-Guy où les mouvements sont si fréquents et si violents qu'ils peuvent compromettre la vie, il vaut mieux recourir à plusieurs séances dans la journée que d'en donner une trop longue. Il suffit de mettre entre chacune d'elles quelques heures d'intervalle.

Puis, une fois l'amélioration commencée, on revient aux séances quotidiennes, se rappelant que les guérisons les plus rapides ne sont pas les plus durables, et qu'il est toujours préférable d'arriver au but par une amélioration lente et graduelle.

Enfin, lorsque la maladie est sensiblement améliorée, il convient d'espacer les électrisations et de n'en plus faire que tous les deux jours jusqu'à complète guérison.

De l'emploi des médicaments pendant le traitement électro-statique.

L'électricité statique, habilement dispensée, suffit généralement pour triompher des maladies nerveuses et des affections chroniques qui, bien entendu, ne sont liées à aucune lésion organique.

« Tout médicament, a dit l'immortel Bichat, a pour but de ramener les forces vitales au type naturel dont elles s'écartent dans les maladies. »

Or, il n'y a pas d'agent plus apte que l'électricité statique à remplir ce but dans les affections qu'il nous reste à passer en revue.

Mais, hâtons-nous de le dire, l'électricité statique n'exclut aucune médication interne.

Dans certaines circonstances même, il est nécessaire, pour faciliter et abréger la cure, d'administrer à l'intérieur des remèdes appropriés à l'affection que l'on combat, et aussi à l'état général, à la constitution du malade.

Loin de se nuire, l'électricité et les médicaments se prêtent un mutuel concours et, dans nombre de cas, on est étonné de voir des remèdes, qui précédemment avaient échoué malgré leurs indications précises, agir maintenant d'une façon efficace : le fluide électrique semble leur donner une plus grande énergie et leur communiquer de nouvelles vertus.

Il est facile de comprendre qu'il doive en être

ainsi, si on se rappelle que, dans les maladies chroniques, l'organisme est frappé d'inertie réactionnelle et ne répond pas, ou ne répond que très imparfaitement à l'incitation des remèdes. L'électricité, par son action stimulante, le force à sortir de son indifférence et à réagir énergiquement sous l'action thérapeutique.

En résumé, la médication électro-statique est loin d'être un remède à tous les maux. Elle ne s'adresse, au contraire, qu'à des maladies parfaitement déterminées, et c'est au médecin à toujours savoir apprécier, d'après les conditions particulières à chacune d'elles, s'il est nécessaire ou non de donner, pendant le traitement électrique, des médicaments internes, et quels sont ceux qu'il convient de prescrire.

SECONDE PARTIE

———

APPLICATIONS MÉDICALES
DE L'ÉLECTRICITÉ STATIQUE.

Dans cette étude, nous n'avons pas l'intention d'embrasser toutes les affections auxquelles convient notre méthode. Nous voulons seulement nous occuper de celles que nous avons eu à traiter bien des fois : et comme nous ne parlerons que des observations fréquemment relevées par nous, de faits que nous avons vus et revus souvent, nous nous trouverons autorisé à être affirmatif sur l'efficacité des moyens que nous recommanderons.

Quant à la façon dont l'électricité statique agit pour procurer la guérison de tant de maladies quelquefois si différentes, au moins en apparence, nous n'en dirons rien, craignant de donner comme certaines des théories qui ne sont peut-être que séduisantes, et comme vrais des arguments qui peuvent n'être que vraisemblables.

Jusqu'à nouvel ordre, nous l'avons dit précédemment, il faut, en électrothérapie statique, faire bon marché des théories et ne guère tenir compte que de l'empirisme raisonné, fondé sur l'observation médicale la plus rigoureuse, et s'appuyant sur l'expérience et l'expérimentation cliniques.

Nous nous bornerons donc, pour le moment, à exposer les succès dont nous sommes redevables aux applications bien entendues de l'électricité statique, ce grand régulateur de l'innervation et de la nutrition.

NÉVROSES.

Les névroses sont des maladies sans fièvre, caractérisées par des troubles divers du système nerveux, spécialement par des troubles de sensations, de mouvements, d'intelligence, se manifestant sans que l'on ait encore pu constater dans les organes aucune lésion matérielle appréciable et capable de les expliquer.

Les névroses ne sont pas ordinairement un danger immédiat pour la vie, mais toujours elles l'empoisonnent et en font un long supplice.

Ce sont des affections extrêmement fréquentes, surtout dans les grandes villes, par suite de la vie agitée et de l'activité dévorante de notre génération.

Hystérie. — Hypochondrie.

L'*hystérie*, que l'on désigne également sous les noms de *névropathie généralisée*, de *nervosisme*, de *maux de nerfs*, de *névropathie cérébro-cardiaque*, etc., est une névrose extrêmement commune, singulièrement pénible, et présentant des manifestations si multiples qu'on peut affirmer qu'il n'y a pas deux névropathes qui se ressemblent. « L'hystérie, disait Sydenham, est un véritable protée qui se présente sous autant de couleurs que le caméléon ».

Elle prend, en effet, la forme de presque toutes les autres maladies, et non seulement elle n'est jamais la même chez deux sujets différents, mais encore elle varie souvent chez la même personne. Elle change continuellement d'allure et semble se jouer des observateurs les plus habiles et les plus attentifs à épier sa marche.

Elle a cependant un caractère essentiel, un cachet qui lui est propre, c'est de ne jamais présenter de lésions organiques. C'est pour cela que ses nombreux symptômes, qui sont des *troubles purement nerveux*, cèdent le plus souvent à la médication électro-statique.

Aussitôt qu'on a reconnu l'existence de l'hystérie, on doit se hâter d'appliquer la médication électrique, toujours si bienfaisante contre cette névrose rebelle.

On commence le traitement par l'emploi du bain fluidique auquel, dès le second jour, on fait succéder le souffle et les courants dirigés de haut en bas, sur toute l'économie, principalement sur les centres

nerveux : le cerveau, la moelle épinière et le grand
sympathique. Les membres sont également électrisés sur toutes leurs faces, ainsi que les régions
ovariennes chez les femmes.

Après quelques jours, dont le nombre varie avec
l'intensité du mal, la sensibilité du sujet, son âge,
sa constitution, on ajoute aux moyens précédents les
frictions électriques et les étincelles administrées,
les premières fois, avec une extrême douceur. Les
névropathes, du reste, s'habituent promptement à la
sensation qu'elles déterminent, et loin de les exciter, comme il serait presque naturel de le croire,
elles les calment en ramenant le système nerveux à
son état d'équilibre normal.

Au bout de huit ou dix jours, la séance électrique
se trouve à peu près remplie de la façon suivante :
au commencement et à la fin de l'électrisation : le
souffle et les courants pendant deux à trois minutes.
Dans l'intervalle, c'est-à-dire au milieu de la séance :
les frictions et les étincelles pendant le même
espace de temps. Cette pratique nous a toujours
paru la meilleure, aussi la recommandons-nous à
nos confrères qui devront toutefois la modifier chez
certains sujets.

On rencontre, par exemple, des personnes très
impressionnables chez lesquelles l'emploi des étincelles ne peut être commencé avant la quinzième ou
la vingtième séance. Dans d'autres circonstances, on

se trouve bien de ne les appliquer que tous les deux jours, réservant, pour les jours intermédiaires, le souffle et le courant qui même, dans quelques cas, suffisent à la guérison. C'est au médecin à savoir saisir ces nuances et à en tirer tout le parti possible.

En lisant les observations de nos prédécesseurs sur le traitement des névroses par l'électricité statique, on s'aperçoit qu'ils arrivaient rarement jusqu'à la guérison. Ces échecs tenaient certainement à ce qu'ils n'électrisaient pas d'une façon suffisante les centres nerveux. Ce n'est que le jour où nous avons comblé cette lacune que nous avons obtenu des résultats complets et définitifs.

Les frictions électriques et les étincelles doivent être appliquées sur le cerveau avec une très grande douceur, principalement au début. En outre, il ne faut pas en prolonger l'application plus de dix à quinze secondes de suite, mais y revenir plusieurs fois dans le cours de la séance.

Les premiers jours on fait usage d'une boule de bois ou d'ivoire, dont la faible action ne donne guère que la sensation d'un souffle piquant. Plus tard, on substitue à la boule d'ivoire une pointe métallique produisant de très petites étincelles. Mais il est bien préférable d'exciter celles-ci, comme je le fais habituellement, avec le doigt que l'on dirige plus facilement sur les différentes parties de la face et du crâne. Cette pratique permet de mesurer exactement l'action électrique dont l'opérateur éprouve lui-même la sensation, et qu'il peut dès lors rendre aussi douce que le cas l'exige.

Je m'empresse d'ajouter que ces procédés auxquels les malades s'accoutument vite, ne présentent jamais le plus léger inconvénient; ils font, au contraire, disparaître en quelques jours les douleurs de tête et les troubles cérébraux de l'hystérie.

Mais, pour être salutaires, ces applications exigent l'emploi de la machine à frottement ordinaire — soit la mienne, soit une autre de la même espèce — qui permet d'administrer des étincelles d'une extrême douceur, exactement graduées et parfaitement séparées les unes des autres. Avec la machine de Carré, les étincelles sont trop fortes et surtout se succèdent trop rapidement. Si l'on n'a pas d'autre appareil à sa disposition, il est absolument nécessaire d'en diminuer considérablement l'énergie.

Il est impossible de fixer d'avance la durée du traitement électro-statique de l'hystérie. C'est une maladie si complexe, si bizarre à tous égards, qu'elle déjoue constamment les calculs les mieux faits et les plus probables. Nous avons vu des névropathes guérir en quelques semaines, quand d'autres, qui semblaient dans des conditions identiques, exigeaient des soins assidus pendant trois ou quatre mois.

Le moral se ressent le premier des effets de la

médication, et L'HYPOCHONDRIE cède assez vite. Les pleurs, les humeurs noires, les tristes pensées, le découragement, le dégoût de la vie et du monde, les craintes de toutes sortes, l'excitabilité et l'inconstance du caractère s'en vont, en même temps que le sommeil et la nutrition reviennent à leur état normal.

Bientôt les névralgies, les paralysies, les anesthésies, les hypéresthésies, la boule et le clou hystériques, les attaques de nerfs, en un mot tous les symptômes physiques de l'hystérie commencent à s'amender, en attendant qu'ils disparaissent tout à fait.

Le traitement électrique doit être prolongé quelque temps encore après que la maladie semble vaincue. C'est parce que le médecin n'observe pas toujours cette règle, ou que le malade, trop confiant dans l'avenir, ne veut pas s'y soumettre, que l'on voit souvent les névroses reparaître.

Neurasthénie ou Épuisement nerveux.

La neurasthénie ou épuisement nerveux, maladie décrite pour la première fois par le Dr Beard, de New-York, est, on peut le dire, sœur de l'hystérie ; du reste les deux affections sont quelquefois associées, constituant ainsi *l'hystéro-neurasthénie.*

Néanmoins, l'épuisement nerveux présente des

symptômes qui lui sont propres et que l'on appelle les *stigmates neurasthéniques*. Les principaux sont : la céphalée avec sensibilité exagérée du cuir chevelu, et la sensation du casque ; le serrement de la tête ; la douleur de la nuque désignée sous le nom de plaque occipitale ; les sensations de vide dans la tête, ou de corps étrangers flottant dans le crâne.

Les malades ne dorment pas, ou peu, ou mal. Ils ont des rêves pénibles, tristes, et le matin ils ne se sentent nullement reposés.

Ils sont incapables du moindre travail intellectuel et ne peuvent fixer leur attention sur aucun point. Ils perdent la mémoire, oublient tout, même ce qu'ils éprouvent, et sont obligés de tout écrire. A cet effet, ils sont toujours munis d'un carnet où ils inscrivent les symptômes qu'ils ressentent. M. Charcot a désigné ce carnet sous le nom de *registre des neurasthéniques,* dont la vue seule, dit-il, met déjà sur la voie du diagnostic.

L'affaiblissement de la volonté est également très manifeste chez ces névropathes que le moindre obstacle arrête et décourage. Leur caractère, de doux qu'il était, devient irritable, emporté, sombre. La tristesse, le découragement, la dépression cérébrale se prononcent quelquefois au point de les conduire au suicide.

Les neurasthéniques éprouvent, en outre, dans la colonne vertébrale, surtout dans la région lombaire, une rachialgie intense, accompagnée d'hyperesthésie de la peau. Cette douleur, qui est exagérée par la pression et la marche, existe sur tout le trajet de la colonne vertébrale, mais elle est plus prononcée à la région cervicale et sacrée, d'où les noms de plaque cervicale et de plaque sacrée donnés à ces points de prédilection.

La marche laisse ordinairement beaucoup à désirer et, dans leurs promenades, les malades sont, à chaque instant, obligés de s'asseoir pour ne pas tomber par suite de la faiblesse, du tremblement ou de la raideur des jambes. Aussi en arrivent-ils bientôt à ne plus vouloir ni marcher, ni se mouvoir, et ils restent couchés ou étendus la plus grande partie de la journée.

L'affaiblissement de la force musculaire est général, et le neurasthénique, fort et vigoureux autrefois, se sent maintenant accablé, anéanti, annihilé. Le ressort physique et le ressort moral semblent complètement usés chez lui. Cette prostration générale dépend bien d'un épuisement de la force vitale, car on ne constate ni paralysie véritable, ni affection organique des centres nerveux.

Très souvent, enfin, existent des vertiges, de l'agoraphobie, de l'anaphrodisie, de l'impuissance, de la dyspepsie flatulente par atonie gastro-intestinale, des douleurs à l'estomac, des troubles des sens, des désordres de la circulation, etc., etc.

Chez l'homme, la neurasthénie se montre ordinairement à la suite de grands chagrins. Le malheureux perd l'appétit, le sommeil, les forces, la mémoire, la gaieté, et une décrépitude physique et morale, qui augmente de jour en jour, devient son triste apanage.

Médications de toutes sortes, distractions, voyages, etc., restent sans effet sur cet état lamentable qui cède presque toujours à notre méthode aidée d'une bonne hygiène et de moyens internes appropriés.

Tout ce que nous avons dit précédemment sur les vertus sédatives, stimulantes, toniques, équilibrantes de l'électricité statique montre tout le parti qu'on peut tirer de ce puissant moyen dans la cure de la neurasthénie.

Le souffle, les courants, les frictions, les étincelles employés tour à tour, suivant le besoin, sur les centres nerveux et sur les organes atteints, en combattront victorieusement les nombreux phénomènes généraux et locaux.

C'est contre cette affection surtout que l'étude que nous avons faite, dans la première partie de ce mémoire, sur les propriétés physiologiques et thérapeutiques des différents procédés opératoires, trouvera toute son application et permettra au médecin de pouvoir toujours faire face aux cas aussi nombreux que variés qui se présenteront à son observation.

Comme pour l'hystérie, le traitement de la neurasthénie est toujours long et réclame plusieurs mois de soins. C'est souvent au moment où l'on croit les malades guéris, qu'une secousse morale, ou une fatigue exagérée rappelle la névrose et ramène des accidents que l'on croyait disparus pour toujours.

Irritation spinale.

En 1872, Armaingaud décrivit une affection qu'il désigna sous le nom d'*irritation spinale*, et qui a pour symptômes une douleur le long du rachis, douleur déterminée principalement par la pression sur les apophyses épineuses, des troubles fonctionnels aussi multiples que mobiles, une diminution notable des forces et une faiblesse prononcée des membres inférieurs.

Aujourd'hui l'irritation spinale n'est plus considérée comme une affection spéciale ; elle est englobée dans la neurasthénie dont elle constitue la forme spinale désignée sous le nom de *myélasthénie* par opposition à la forme cérébrale ou *cérébrasthénie*.

Quoiqu'il en soit, ce qui domine dans cet état morbide, ce sont les douleurs dans le dos, la rachialgie, l'hyperesthésie de la peau qui recouvre la colonne vertébrale, les douleurs névralgiques intercostales, abdominales et lombo-abdominales, et enfin la faiblesse des jambes.

Les moyens indiqués pour la neurasthénie sont de tous points applicables à l'irritation spinale dont ils constituent le meilleur traitement.

Agoraphobie. — Peur des espaces.

L'agoraphobie est une névrose émotive décrite, pour la première fois, par Westphal en 1872. Voici, d'après l'auteur, les principaux caractères de cette bizarre affection.

« Etat d'angoisse ou sentiment de crainte exagérée en traversant une place, un pont, une église, un endroit désert, etc. Cette terreur irrésistible est le plus souvent accompagnée de tremblement et de faiblesse des membres inférieurs. Les malades, persuadés qu'ils ne pourront traverser l'espace qui se présente devant eux, se refusent à marcher. Néanmoins l'angoisse diminue et cesse même complètement s'ils sont accompagnés, s'ils peuvent prendre le bras d'un passant, même s'ils ont seulement l'appui d'une canne ou d'un parapluie ».

Les médicaments n'ont guère de prise sur cette singulière névrose qui cède, au contraire, assez rapidement, aux procédés électriques indiqués pour le traitement des affections précédentes.

Chorée ou danse de Saint-Guy.

La chorée, ou danse de Saint-Guy, frappe tous

les âges, principalement l'enfance de dix à douze ans.

C'est une affection difficile à faire disparaître complètement. Si les violentes convulsions des membres cessent généralement sous l'influence de certaines médications, ou même spontanément, on voit, par contre, fréquemment persister soit dans les bras, soit dans les jambes, soit à la figure, des mouvements musculaires aussi gênants que désagréables.

Ces TICS, désespoir des malades, se maintiennent quelquefois très longtemps et résistent même souvent aux moyens les plus énergiques.

Presque toujours notre méthode triomphe de cette névrose, qu'elle soit générale ou partielle, récente ou ancienne. Presque toujours aussi elle la fait disparaître sans en laisser subsister la moindre trace, et sans que l'on ait à redouter les rechutes, si fréquentes avec les autres moyens thérapeutiques.

Le traitement électrique de la chorée est analogue à celui de l'hystérie. On électrise l'organisme entier, surtout la moelle épinière sur laquelle on prolonge l'application des frictions et des étincelles qui sont ensuite dirigées sur les membres dont les mouvements sont rapidement calmés. Enfin, comme dans l'hystérie, les frictions et les étincelles doivent être précédées et suivies par le souffle et les aigrettes.

Quand la chorée présente une grande intensité,

que la violence des mouvements peut causer des accidents immédiats, compromettre même l'existence, deux électrisations par jour deviennent nécessaires.

Lorsque la danse de Saint-Guy est récente, l'amélioration se manifeste dès les premières électrisations, et la guérison est bientôt complète. Mais si la maladie existe depuis plusieurs années, il faut naturellement plus de temps pour en triompher.

Les TICS CONVULSIFS, surtout s'ils sont anciens, exigent un traitement notablement plus long que la chorée générale ; mais toujours ils finissent par céder à notre traitement.

Lorsque la chorée attaque des enfants en bas âge, on ne peut songer à les laisser seuls sur l'isoloir. On y fait asseoir la mère, ou toute autre personne prenant sur ses genoux le bébé qui, de cette façon, reçoit le fluide sans crainte et sans révolte. Inutile d'ajouter que, chez ces petits êtres, l'électrisation est beaucoup moins longue et moins énergique que chez les adultes.

Épilepsie.

L'épilepsie, la plus épouvantable des névroses, passe à tort pour incurable, puisque plusieurs médications ont à leur actif des guérisons parfaitement établies.

L'électricité statique, cet incomparable régula-

teur du système nerveux, semblait naturellement
indiquée contre cette horrible affection, et les médecins du siècle dernier en retirèrent certains avantages, bien qu'ils fissent usage de moyens trop violents.

Les procédés opératoires que nous avons indiqués pour la guérison de l'hystérie sont exactement
ceux que l'on doit employer ici. Toutefois, plus que
dans l'hystérie encore, on électrisera le cerveau et
le cervelet, mais avec toute la douceur sur laquelle
nous avons tant insisté.

La guérison est toujours longue et difficile à obtenir, même dans les cas récents. Quant aux cas chroniques, ils exigent souvent plusieurs années de soins
et leur guérison ne constitue malheureusement
qu'une très rare exception, quoiqu'on arrive souvent
à diminuer la violence et la fréquence des crises.

Dans les cas heureux le soulagement ne se fait
jamais attendre bien longtemps; aussi, lorsqu'après
un essai de deux mois, on n'a pas obtenu d'amélioration ou de changement dans l'allure de la maladie, il est inutile de continuer l'électricité qui est
manifestement impuissante.

Paralysie agitante.

On n'a pas encore trouvé le siège anatomique de
la paralysie agitante; aussi la range-t-on comme

l'hystérie, l'épilepsie, la chorée, etc., dans la classe des névroses.

C'est une affection aussi grave que rebelle, contre laquelle échouent presque toujours les moyens qui semblent les mieux indiqués. L'électricité statique est un de ceux qui donnent les résultats les plus encourageants.

M. le professeur Charcot, dans une leçon publiée en 1881 dans le *Progrès médical*, par M. le docteur Ballet, s'exprime ainsi : « On arrête instantanément le tremblement dans les parties du corps sur lesquelles on dirige le soufle ou l'étincelle électrique, et, bien qu'on ne puisse se flatter d'obtenir dans l'espèce de guérison vraie, la maladie, dans plusieurs cas, a été heureusement influencée par la pratique précédente. »

Crampe des écrivains.

La crampe des écrivains, désignée aussi sous le nom *d'impotence fonctionnelle*, survient, dans la plupart des cas, chez les individus qui écrivent beaucoup. Presque toujours elle se déclare au moment même où ont lieu les excès de travail d'écriture, quelquefois cependant après que le sujet a cessé d'écrire.

La crampe des écrivains est un simple trouble fonctionnel auquel on n'a reconnu jusqu'ici aucune lésion organique ; mais elle n'en constitue pas moins une affection aussi pénible que rebelle.

Bien que l'électricité statique soit loin de toujours la guérir, elle en est le traitement le plus rationnel et, même dans les cas chroniques, elle procure souvent une amélioration en vain demandée aux autres médications.

Le traitement de la crampe des écrivains consiste en courants, frictions électriques, et étincelles dirigées sur le cervelet, sur la moelle épinière et sur le membre atteint.

Asthme.

Les résultats obtenus dans les névroses par l'électricité statique devaient naturellement conduire à l'essayer contre l'asthme. Et, en effet, lorsque l'asthme est *essentiel*, qu'il existe seul, sans lésions organiques, sans catarrhe bronchique, qu'il est uniquement constitué par des accès de suffocation purement nerveux, notre médication en vient souvent à bout.

Quand l'électricité est appliquée pendant l'accès, elle en diminue considérablement la durée. Sous son influence, les mouvements d'inspiration et d'expiration se font plus librement, et le jeu des poumons s'exécute avec plus de facilité.

J'ai souvent arrêté, en quelques minutes, des

crises d'asthme, en faisant monter les malades sur l'isoloir dès que la dyspnée apparaissait.

Les moyens à employer sont : les courants, les frictions et les étincelles dirigés sur tout le corps, principalement sur la poitrine. Des frictions et des étincelles vigoureuses sont, en même temps, appliquées sur les membres inférieurs, comme dérivatifs puissants.

NÉVRALGIES.

On donne le nom de *névralgies* à des affections
essentielles d'un cordon, de plusieurs cordons ou
de plexus nerveux, sans réaction inflammatoire, et
dont le symptôme principal est la *douleur*. Sous des
noms divers et avec un siège différent, les névralgies forment une famille bien caractérisée.

Si les douleurs névralgiques sont sous la dépen-
dance d'une lésion organique ou d'une tumeur, on
ne peut les faire cesser qu'en faisant disparaître la
cause qui les a déterminées et les entretient.

Mais quand la névralgie est *essentielle*, sans né-
vrite concomitante, sans être liée à aucune altéra-
tion d'organe, il n'est pas de médication aussi efficace que la nôtre, quel que soit du reste le siège du
mal.

Lorsque la névralgie est récente, n'existant que
depuis peu de jours, il suffit de quelques électrisations pour en triompher à tout jamais.

Malheureusement les malades attendent généralement trop longtemps avant de consulter le médecin, et laissent ainsi la maladie prendre racine dans
l'organisme. Le traitement devient alors plus long,
mais le succès n'en reste pas moins certain.

Névralgie faciale.

Nous avons traité avec succès un grand nombre de névralgies de la face, dont beaucoup étaient depuis longtemps passées à l'état chronique et résistaient à toutes les médications imaginables.

Le traitement électrique consiste à diriger sur les points douloureux, pendant huit à dix minutes, le souffle et les courants. Mais si l'amélioration tarde à se produire, il faut faire appel aux étincelles administrées d'abord avec une boule d'ivoire, puis avec la pointe d'un excitateur de métal, et enfin avec une petite boule métallique.

Très souvent, dans la névralgie de la face, je me sers, comme dans l'hystérie, de l'extrémité du doigt, ce qui permet de diriger les étincelles avec plus de précision et de mieux en régler la douceur.

Je ne saurais trop le redire, la guérison rapide et définitive des névralgies exige presque toujours l'emploi de petites étincelles sur le trajet de la branche ou des branches où siège la douleur. Dans la plupart des cas, le souffle et les courants sont insuffisants.

Lorsque la névralgie présente une grande violence, plusieurs séances par jour deviennent nécessaires. Mais, dès que la douleur diminue, on revient aux séances quotidiennes que l'on continue quelques jours encore après la guérison.

Outre l'électrisation directe de la partie malade, il faut aussi — et je parle ici de toutes les névralgies — électriser l'organisme entier, surtout les centres nerveux.

Cette nécessité s'est imposée à nous par une expérience déjà longue, et en présence de faits indéniables, la sagesse indique qu'il faut s'incliner et se soumettre.

Nous pourrions ajouter qu'il nous est arrivé plusieurs fois de guérir des névralgies faciales rien qu'en électrisant l'ensemble de l'organisme, sans insister sur le siège de la douleur. Une fois même nous avons fait disparaître une névralgie de la face dont nous ignorions l'existence et sur laquelle nous n'avions pu, par conséquent, porter l'action électrique. Voici le fait : le regretté docteur Delpech nous amena un jour le prince de C..., qui, depuis trois semaines, souffrait atrocement d'une névralgie sciatique dont l'électricité eut raison en huit séances. A la neuvième, le prince de C..., tout heureux, nous apprit qu'il était également débarrassé d'une névralgie faciale dont il souffrait beaucoup depuis quelques jours, et sur laquelle il comptait appeler plus tard notre attention. Cette névralgie avait disparu par la seule électrisation générale.

Névralgie du trijumeau. — Tic douloureux
de la face.

L'électricité statique donne dans le traitement de cette épouvantable affection des résultats en vain demandés à tous les autres traitements, soit internes, soit externes.

Nous avons même eu le bonheur de guérir plusieurs sujets auxquels on avait pratiqué la section du nerf, et dont les souffrances étaient revenues aussi vives quelques mois après.

Nous avons également soulagé plusieurs malades chez lesquels l'électricité *dynamique*, essayée cependant avec prudence et habileté, avait tellement exaspéré les douleurs qu'on avait dû renoncer promptement à son emploi.

Le traitement du tic douloureux est identique à celui de la névralgie faciale. On insistera seulement davantage sur les étincelles, et presque toujours on devra, au début, donner plusieurs séances par jour. Dans un des cas que nous avons traités, les crises étaient si fréquentes et si atroces, et l'on avait de si sérieuses raisons pour redouter que le malade ne se suicidât, que nous pratiquâmes, dans la même journée, jusqu'à cinq électrisations à une heure d'intervalle l'une de l'autre. L'amélioration se manifesta dès le troisième jour; nous diminuâmes alors progressivement le nombre des séances pour arriver à n'en plus donner qu'une seule chaque jour, et au bout d'un mois le malade était guéri.

Névralgie sciatique.

L'électricité statique a une action des plus heureuses sur les sciatiques qu'elle soulage promptement et guérit toujours, même lorsqu'elles sont anciennes.

Un souffle énergique produit avec l'excitateur à grosses pointes, la friction électrique et des étincelles de plus en plus fortes administrées principalement sur la partie inférieure de la colonne vertébrale et tout le long du trajet du nerf sciatique, sont les procédés auxquels il convient de faire appel.

Névralgie intercostale.

L'électricité statique triomphe facilement de cette affection qui disparaît même plus vite que les autres névralgies.

Les moyens à mettre en usage sont, comme pour la sciatique : le souffle, les frictions électriques et les étincelles dont on augmente progressivement le nombre et l'énergie.

Névralgie cervico-occipitale. — Névralgie cervico-brachiale. — Névralgie lombo-abdominale. — Névralgie crurale.

Ces névralgies, également justiciables de la médication électro-statique à laquelle elles ne résistent jamais longtemps, réclament les mêmes moyens que les névralgies intercostales et les névralgies sciatiques.

Gastralgie.

La gastralgie, névrose douloureuse de l'estomac, est une affection fréquente dans le traitement de laquelle l'électricité statique donne d'excellents résultats.

Les frictions et les étincelles, qui sont les principaux moyens à mettre en usage, sont dirigées principalement sur la colonne vertébrale et sur le creux épigastrique.

Quelquefois, en même temps que la gastralgie, existent des vomissements nerveux plus ou moins tenaces, qui disparaissent en même temps et par l'emploi des mêmes procédés.

Dilatation de l'estomac.

La dilatation de l'estomac, par suite de l'atonie ou même de la paralysie plus ou moins complète

des muscles de cet organe, est une affection extrêmement commune. Cet état, souvent grave par les con-
séquences qu'il entraîne et l'atteinte profonde qu'il
porte à la nutrition, trouve dans l'électricité statique un remède assuré.

Sous l'influence des étincelles énergiques administrées pendant cinq ou six minutes, l'estomac ne
tarde pas à reprendre sa contractilité et à revenir
progressivement à ses dimensions normales.

Est-il besoin de dire que, lorsque la dilatation de
l'estomac dépend d'une lésion organique, l'électricité ne doit pas même être essayée?

Le même traitement s'applique à l'ATONIE INTES-
TINALE contre laquelle il réussit également.

Migraine.

La migraine, par elle-même, n'offre pas de gravité, mais il est peu d'affections plus tenaces, plus
douloureuses, plus pénibles. C'est un mal très fré-
quent que le médecin observe constamment dans sa
pratique, et que nous avons souvent l'occasion de
traiter. Les résultats obtenus nous autorisent à dire
que si l'électricité statique ne guérit pas toujours
la migraine, elle en est cependant de beaucoup le
meilleur remède.

Les procédés à mettre en usage sont : le souffle,
les courants, les frictions et les étincelles dirigés

sur tout le corps, de la tête aux pieds, spécialement
sur la tête et sur l'estomac.

La durée de la séance est de huit à dix minutes,
et le traitement a quelquefois besoin d'être prolongé
pendant plusieurs mois.

RHUMATISMES.

Les rhumatismes, qu'ils soient *musculaires* ou *articulaires*, sont essentiellement du domaine de l'électrothérapie statique. Constamment l'amélioration est immédiate et la guérison rapide.

Nous avons traité avec succès un grand nombre de RHUMATISMES DU BRAS ET DE L'ÉPAULE existant depuis plusieurs années et ayant même déterminé une véritable paralysie du membre.

LES LUMBAGOS guérissent vite ; quand ils sont récents, quelques électrisations suffisent et souvent le malade retourne chez lui complètement guéri par une seule électrisation ou par deux électrisations pratiquées à une heure de distance l'une de l'autre.

De nombreux malades atteints de RHUMATISMES ARTICULAIRES DES GENOUX, souvent compliqués de l'atrophie du triceps fémoral, retenus au lit depuis de longs mois et dans l'impossibilité de faire un seul pas, ont été guéris assez vite par notre médication.

Nous avons aussi obtenu les meilleurs résultats dans des cas d'ARTHRITE SÈCHE, regardés comme incurables. Citons, entre autres, le fait suivant : M.

de B..., âgé de 27 ans, est atteint, à Londres, d'un
RHUMATISME ARTICULAIRE DU PIED. L'articulation ti-
bio-tarsienne reste gonflée, douloureuse, et cesse de
pouvoir exécuter aucun mouvement. Après six mois
de soins infructueux, le malade quitte l'Angleterre
et vient à Paris : on lui conseille les vésicatoires, la
teinture d'iode, l'immobilité, la compression, etc.,
sans le moindre résultat. Deux chirurgiens parlent
alors d'amputation à M. de B... qui cherche à gagner
du temps et vient nous consulter. L'articulation tibio-
tarsienne est le siège d'un gonflement considérable,
d'une douleur vive, et les mouvements du pied sont
tout à fait abolis. Le cas nous paraît incurable, mais
le malheureux patient insiste tellement pour être
électrisé, que nous ne croyons pas devoir lui refu-
ser cette dernière satisfaction qui, en cas d'insuc-
cès, ne présentait pas d'inconvénient. Nous eûmes
bientôt lieu de nous applaudir d'avoir accédé à sa
demande car, dès la vingtième séance, l'amélioration commençait et, au bout de deux mois, la guérison était achevée : le gonflement et la douleur
avaient disparu et l'articulation avait recouvré tous
ses mouvements.

Dans les ARTHRITES RHUMATISMALES AVEC ÉPANCHE-
MENT, dans les SYNOVITES CHRONIQUES, le traitement
électro-statique offre également une puissante action curative.

En résumé, quel que soit le siège du rhumatisme, quelles que soient sa forme, sa gravité, son ancienneté, la guérison est pour ainsi dire certaine.

Les procédés les plus énergiques sont ici les meilleurs. Dès le début on aura recours aux frictions électriques et aux étincelles dont la force sera proportionnée à l'impressionnabilité du sujet et à la chronicité du mal.

Avons-nous besoin d'ajouter que si les rhumatismes musculaires doivent être traités le plus tôt possible après leur apparition, les rhumatismes articulaires ne doivent l'être, au contraire, que lorsque la période fébrile est passée.

Contracture des muscles.

Contre les contractures musculaires l'électricité ne doit être utilisée que sous forme de souffle, dont l'action douce arrive quelquefois à produire une détente, un relâchement dans les muscles contractés. Il faut se garder des frictions et surtout des étincelles qui ne peuvent qu'augmenter le mal.

Comme il existe fréquemment dans ces cas une excitation générale, on doit étendre l'électrisation à tout l'organisme.

PARALYSIES.

Il n'y a pas d'affection relevant plus directement de l'électricité statique que la *paralysie*. Pour notre part, nous avons enregistré de nombreux succès et, comme toujours, la guérison a été d'autant plus rapide que le traitement a été institué plus tôt.

Lorsque la paralysie est la conséquence d'une affection organique du cerveau, ou de la moelle épinière, l'électricité n'a d'autre but que de rendre, autant que faire se peut, la nutrition et la force aux muscles paralysés, car elle n'a, bien entendu, sur la lésion centrale même, aucune action curative.

Dans les *paralysies rhumatismales* ou *nerveuses*, la guérison est, au contraire, la règle constante.

Hémiplégie.

Dans l'hémiplégie, l'électricité statique donne les meilleurs résultats, et on doit en commencer l'usage dès que l'état du malade le permet et qu'on a la certitude qu'il ne se trouve pas sous le coup d'une seconde et prochaine attaque.

Dans l'hémiplégie, l'électricité statique lutte contre l'inertie musculaire par son action locale et stimulante et, en outre, par son action générale, elle stimule, elle régénère, elle équilibre l'appareil cardio-vasculaire et agit ainsi sur la cause même de l'hémiplégie.

Lorsque celle-ci est récente, elle guérit promptement.

Mais quand elle est ancienne et qu'il existe des contractures, l'électricité ne peut procurer que des résultats incomplets. Cependant, en prolongeant le traitement, on arrive encore à ramener une partie des mouvements perdus et même à diminuer un peu la contracture musculaire.

Avec notre excitateur à pointes multiples, on dirige le souffle sur toute la tête, principalement sur le côté de l'encéphale, siège de l'hémorrhagie ; ensuite on descend lentement l'instrument vers la nuque et le long de la colonne vertébrale.

Le côté paralysé est électrisé par frictions et par étincelles d'abord légères, puis de plus en plus toniques, mais sans jamais être excitantes.

Enfin, on termine la séance en appliquant sur les jambes et sur les pieds de fortes étincelles destinées à entretenir sur ces parties une dérivation et une révulsion énergique.

Paralysie faciale.

Lorsqu'elle est récente, la paralysie faciale *a frigore* cède rapidement à l'électricité statique appli-

quée sous forme de souffle et de petites étincelles.
Celles-ci sont administrées — comme dans tous les
cas où l'on agit sur la face et sur la tête — avec un
excitateur de bois ou d'ivoire d'abord, puis avec une
pointe ou une très petite boule métallique, et beaucoup mieux, nous l'avons dit, avec l'extrémité du
doigt.

Le traitement doit être de moyenne intensité :
trop faible, il est inefficace ; trop fort, il peut avoir
l'inconvénient de déterminer un peu de contracture
des muscles paralysés.

Quant à moi, j'ai électrisé un très grand nombre
de paralysies faciales, et j'en ai toujours obtenu la
guérison sans jamais constater le plus léger inconvénient.

Les paralysies faciales anciennes disparaissent
beaucoup plus lentement, mais elles finissent presque toujours par céder.

Paralysies des membres.

Dans les paralysies isolées : *paralysie du nerf ra-
dial, paralysie du nerf tibial, etc.,* les moyens à mettre
en usage sont les frictions et surtout les étincelles
administrées avec force et pendant un quart d'heure
chaque jour. Les procédés énergiques sont les seuls
qui réussissent dans ces cas.

Surdité. — Bourdonnements.

La surdité est une affection contre laquelle l'électricité statique a souvent donné de bons résultats quand il n'existe ni vice de conformation, ni lésion organique.

Il faut donc, avant tout, s'assurer que le système nerveux auditif est seul le siège du mal, et qu'il n'existe qu'une paralysie plus ou moins complète du nerf acoustique, ou une atonie de la membrane du tympan. Dans l'un et l'autre cas, on a lieu d'espérer la guérison ou l'amélioration par notre méthode.

LES BOURDONNEMENTS d'oreilles, toujours si insupportables et si fatigants, disparaissent généralement assez vite.

Dans l'un et l'autre cas, on applique l'électricité comme nous l'avons indiqué (p. 43, fig. 15).

Paralysie diphthéritique.

L'électricité statique triomphe facilement de la paralysie des membres et du voile du palais, que l'on observe souvent à la suite de l'angine diphthéritique.

En voici un exemple : Mlle B..., deux ans et demi, a été atteinte d'une angine diphthéritique grave qui s'est prolongée quatorze jours. A la fin de la convalescence survint la paralysie du voile du palais : les liquides que prenait l'enfant, revenaient par les fosses nasales, et la voix était nasonnée.

Trois semaines après l'apparition des symptômes précédents, se montrèrent tout à coup un strabisme prononcé et la paralysie des deux jambes. L'enfant ne pouvait plus faire un seul pas, ni même se tenir debout ; aussitôt qu'on cessait de la soutenir, elle tombait à terre. Comme me l'écrivait le médecin de la jeune B..., en me l'adressant, c'était un exemple de paralysie diphthéritique tardive.

Dès la quatrième électrisation, le strabisme et la paralysie du voile du palais diminuèrent notablement, et ils disparurent entièrement le douzième jour. La paralysie des jambes fut guérie cinq jours plus tard ; à cette époque l'enfant avait repris sa fraîcheur, son embonpoint, sa gaité et courait comme avant sa maladie.

Le traitement se composa de courants et d'étincelles dirigées sur les parties atteintes. La séance ne durait que trois minutes, pendant lesquelles l'enfant était tenu sur les genoux de sa mère assise sur l'isoloir.

Il nous a été donné de traiter un grand nombre de paralysies diphthéritiques, et toujours avec succès.

Incontinence d'urine. — Paralysie de la vessie.

L'incontinence d'urine est une affection souvent symptomatique soit d'une lésion du cerveau ou de la moelle épinière, soit d'une affection organique de la vessie ou du bassin. Dans ces différents cas, le traitement de l'incontinence se confond avec celui de la maladie qui l'a causée.

Mais contre l'incontinence d'urine existant sans cause matérielle, l'électricité jouit d'une grande efficacité. Nous y avons soumis avec avantage bien des malades dont beaucoup étaient très âgés et avaient épuisé la liste des autres moyens.

Nous avons également soigné avec le meilleur résultat plusieurs femmes atteintes, depuis quelques années, d'*incontinence d'urine diurne et nocturne*.

Les frictions électriques et les étincelles sur la partie inférieure de la colonne vertébrale, sur le périnée, sur la région vésicale, enfin sur tout l'organisme toujours déprimé, tels sont les procédés qui doivent être mis en usage.

Impuissance. — Spermatorrhée.

Contre l'affaiblissement génital et même contre l'impuissance absolue, l'électricité statique donne les résultats les plus heureux. Que d'hommes, impuissants avant l'âge, sont redevables à la médication électro-statique de la naissance de beaux enfants, bonheur domestique qu'ils ne croyaient plus possible.

Grâce à l'obligeance de nos confrères qui ont bien voulu nous les confier, nous avons rétabli un grand nombre de sujets atteints d'impuissance.

Quand celle-ci est récente, elle disparaît très rapidement. Lorsqu'elle est ancienne — et c'est surtout celle-là que le médecin est appelé à traiter — elle exige plusieurs mois de soins.

Les frictions et les étincelles sont appliquées pendant cinq à six minutes sur toute la moelle épinière, principalement sur la région sacrée, sur le périnée et sur le pubis.

Pour agir sur le périnée, le malade doit se tenir debout sur l'isoloir, les jambes écartées et le pantalon bien adapté sur les endroits où doit porter l'action électrique.

D'un autre côté, comme il existe presque toujours dans l'impuissance des *troubles nerveux* et une *hypochondrie* plus ou moins prononcée : caractère excitable et sombre, humeurs noires, grande tristesse, découragement, quelquefois même idées de suicide, on doit électriser, pendant quelques minutes, les centres nerveux, suivant les règles indiquées au traitement de l'hystérie et de l'hypochondrie.

Le même traitement s'applique de tous points à

la SPERMATORRHÉE et aux POLLUTIONS NOCTURNES qui disparaissent généralement très vite.

Anesthésie cutanée.

De toutes les médications usitées pour combattre l'anesthésie, aucune n'est aussi active que la nôtre. Fréquemment nous avons fait disparaître des anesthésies rebelles, souvent très étendues, chez des malades atteints qui d'hystérie, qui d'ataxie locomotrice, qui de ramollissement cérébral, etc.

Les frictions et les fortes étincelles sont les procédés auxquels il convient de recourir. Le moyen par excellence consiste à appliquer, plus ou moins longtemps, sur les parties anesthésiées, notre excitateur à boules multiples (page 42, fig. 14).

Ataxie locomotrice progressive.

Avant Duchenne (de Boulogne) et Trousseau, on confondait l'ataxie locomotrice progressive avec la myélite et diverses paralysies. Que de malades —et nous en avons encore connu plusieurs — atteints des douleurs fulgurantes de l'ataxie, ont été envoyés aux eaux thermales pour de prétendus rhumatismes !

L'ataxie, qui dérive d'une lésion organique, d'une sclérose des faisceaux postérieurs de la moelle épinière, doit être combattue aussi promptement que possible. Or, si la découverte de cette affection est une des gloires du diagnostic précis, son traitement est un des écueils de la thérapeutique actuelle.Toutes les médications internes et externes ont successivement avoué leur inefficacité.

Bien que l'électricité statique n'ait pas la prétention de guérir l'ataxie locomotrice, surtout quand elle est ancienne, elle en constitue assurément le traitement le plus heureux.

Lorsque les lésions médullaires ne sont pas trop avancées, elle en arrête la marche et empêche la maladie de s'aggraver. Elle remonte en même temps l'état général des patients auxquels elle rend l'appétit, les bonnes digestions, l'embonpoint et le sommeil. Elle fait disparaître, enfin, les symptômes les plus pénibles : les désordres de la vessie, l'incontinence d'urine et surtout les *douleurs fulgurantes* qui torturent si atrocement les pauvres malades. Oui, en vérité, l'électricité statique est le meilleur calmant de ces horribles douleurs dont elle diminue toujours l'intensité et éloigne le retour.

Elle améliore également d'une façon remarquable la marche des malades, en diminuant les douleurs, en régularisant les diverses fonctions, en tonifiant l'économie et en faisant disparaître l'anesthésie des membres inférieurs, qui augmente beaucoup l'incoordination des mouvements.

En résumé, si la médication électro-statique ne guérit pas l'ataxie locomotrice, elle fournit aux ataxiques une somme considérable de bien-être en vain demandé à tous les autres agents. Le traitement, on le conçoit, est forcément très long et réclame de la part du malade et du médecin une grande persévérance.

C'est principalement sur la colonne vertébrale et sur les membres inférieurs que les frictions et les étincelles doivent être appliquées. Il faut agir également sur tout l'organisme en souffrance, en ayant soin d'insister sur les organes qui en ont plus particulièrement besoin.

Pendant les crises, on diminue toujours les douleurs et souvent on les fait disparaître à l'aide du souffle produit par notre excitateur à grosses pointes (fig. 11 et 12), dont on prolonge l'application pendant quinze, vingt minutes, et même une demi-heure. Si la détente tarde à se produire, quelques frictions le long de la colonne vertébrale et sur les endroits douloureux complètent l'action du souffle.

Atrophie musculaire.

Dans l'atrophie musculaire simple résultant d'un défaut d'exercice ou d'une affection de voisinage, par exemple l'atrophie des muscles de la cuisse et de la jambe, survenant à la suite de certaines sciatiques, l'électricité statique donne des résultats rapides.

Les frictions électriques et les étincelles aussi énergiques que le malade peut les supporter, rendent assez vite aux muscles atrophiés leur volume et leur force.

Dans l'*atrophie musculaire progressive* reconnaissant pour cause une lésion des centres nerveux, la guérison n'est guère possible. Cependant il ne faut pas désespérer tout-à-fait ; dans quelques cas, nous avons obtenu des résultats encourageants que nous ferons bientôt connaître.

Agir vigoureusement sur les centres nerveux altérés et sur les muscles atteints par l'atrophie pour les stimuler et les régénérer, telle est la règle à suivre.

La séance doit être de quinze à vingt minutes, et souvent il est nécessaire d'en donner deux par jour.

Anémie. — Chlorose.

Le traitement de la *chloro-anémie*, qui est un des triomphes de la médication électro-statique, consiste moins à remettre du fer dans les globules, ou des globules dans le sang, qu'à réveiller dans ce milieu les aptitudes nutritives. « Le fer, dit avec raison M. Dujardin-Beaumetz, n'agit pas exclusivement comme fer, il agit aussi comme stimulant de l'organisme entier, et toute médication qui aura pour but d'activer la nutrition et l'assimilation, produira les mêmes effets qu'une médication ferrugineuse ».

L'électricité statique est certainement le tonique le plus puissant que la thérapeutique possède, et le stimulant général le plus apte à relever l'appétit, à activer la nutrition et l'assimilation en détresse. Elle constitue, en même temps, le meilleur calmant et le plus grand régulateur du système nerveux toujours plus ou moins perturbé chez les chlorotiques.

C'est pour toutes ces raisons que notre médication produit de si excellents résultats dans les chloro-anémies les plus graves et les plus rebelles, même dans l'ANÉMIE PERNICIEUSE qui, résistant à tous les autres traitements, entraîne rapidement la mort, quoique l'examen le plus attentif ne fasse découvrir aucune lésion organique capable de l'expliquer.

Dans ces cas désespérés, l'électricité donne à l'organisme tout entier le coup de fouet dont il a besoin pour sortir de sa léthargie et reconquérir son fonctionnement, son énergie et sa vitalité.

Mais agit-elle directement sur le mouvement nutritif, ou bien son influence sur les troubles nutritifs n'est-elle qu'une conséquence de son action sur le système nerveux ? C'est une question qu'il est impossible de résoudre dès maintenant, mais qu'importe ? Il suffit de constater l'heureux et constant **résultat que nous avançons.**

Au reste, n'en est-il pas ainsi pour les meilleurs remèdes, même ceux qui passent pour spécifiques ? « Nous ignorons, écrit Niemeyer, le mode d'action des médicaments dans la plupart des affections, et il nous est impossible de dire, dans l'état actuel de la science, comment ils guérissent ».

Malgré la résolution que nous avions prise de ne publier aucune observation, nous ne pouvons résister au désir d'en extraire une de notre dernier livre (1), parce qu'elle montre bien la rapide efficacité de notre traitement.

Une jeune fille de 17 ans était dans l'état le plus pitoyable qui se puisse imaginer : maigreur, pâleur, faiblesse excessive, dégout complet pour tous les aliments, palpitations, essoufflements, névralgies faciales continuelles souvent accompagnées de vomissements pénibles. La faiblesse était si grande et les douleurs de tête si aiguës que la jeune malade ne pouvait quitter son lit. Les règles étaient supprimées depuis trois mois, et le système nerveux général se trouvait dans les conditions les plus fâcheuses. Tout l'entourage désignait l'enfant sous le nom de la « petite morte », expression rendant bien compte de cette situation désespérée.

Toutes les médications possibles ayant été vainement essayées et la mort nous paraissant prochaine,

---

1. *Electricité statique* ; manuel de ses applications médicales ; troisième édition 1887.

nous n'hésitâmes pas à faire apporter la malade à notre cabinet.

Elle était si faible qu'elle ne pouvait rester sur le tabouret ordinaire dépourvu de dossier, que nous remplaçâmes par un fauteuil.

Pendant les trois premiers jours, nous la soumîmes à deux séances par jour, dans l'intervalle desquelles on la couchait sur un canapé, et plus d'un malade nous disait, en la voyant si pâle et si abattue : « Ne craignez-vous pas que cette pauvre enfant ne meure dans votre salon?... » Vingt jours s'étaient à peine écoulés que l'appétit était revenu, que les aliments étaient digérés et assimilés, que l'organisme enfin était complètement relevé. Deux mois plus tard, il ne restait plus rien du terrible orage dont nous n'avons donné qu'un faible aperçu.

Tous les procédés électriques doivent être mis en œuvre dans la chloro-anémie : les courants et le souffle pour réprimer les désordres nerveux; les frictions et les étincelles pour stimuler l'organisme défaillant. Enfin l'électrisation doit être générale car, dans cette affection, il n'est pas un point de l'économie qui ne soit frappé d'atonie et d'affaissement; mais l'estomac est un des organes sur lesquels il faut insister plus particulièrement.

Troubles de la menstruation:
Aménorrhée. — Dysménorrhée.

On connaît toute l'insuffisance des moyens internes et externes employés pour régulariser la menstruation.

L'électricité statique possède, au contraire, à un haut degré, la propriété de triompher de l'aménorrhée qui produit souvent de grands troubles dans l'organisme, et favorise quelquefois l'évolution de maladies graves ne reconnaissant d'autre cause qu'une menstruation supprimée, irrégulière ou incomplète.

L'électricité statique est certainement le plus grand régulateur de la menstruation, le plus puissant des emménagogues.

Mieux qu'aucun autre agent, elle régularise l'apparition des époques, elle prévient les douleurs violentes qu'éprouvent, chaque mois, dans le bas-ventre et dans les reins, un grand nombre de femmes et de jeunes filles ; elle détermine, enfin, le retour des règles alors même qu'elles sont supprimées depuis longtemps, depuis des années parfois.

Les frictions électriques et les étincelles que réclament l'aménorrhée et la dysménorrhée doivent être particulièrement dirigées sur la partie inférieure de la moelle épinière, sur les hanches, les ovaires, le bas-ventre et les membres inférieurs.

On active, en outre, la circulation générale par des frictions et des étincelles promenées sur tout le corps, de la tête aux pieds. Enfin, on calme l'excitation nerveuse par le souffle et les courants.

Le traitement électro-statique d'une maladie quelconque ne doit pas être commencé pendant l'écoulement menstruel. Mais lorsque la médication est instituée depuis plusieurs semaines, il n'y a aucun inconvénient à la continuer pendant la durée des règles, en diminuant, à ce moment, l'énergie des procédés en usage, pour s'en tenir au bain et au souffle, que l'on évite même de diriger sur les organes du bassin.

Chez les femmes enceintes, l'électricité statique doit être proscrite pendant toute la durée de la grossesse.

De la convalescence dans les maladies.

A la suite d'un grand nombre de maladies aiguës qui, par leur longueur et leur gravité, ont porté une atteinte profonde à l'économie, comme la diphthérie, la fièvre typhoïde, etc., l'organisme reste longtemps languissant et semble ne pouvoir sortir de la torpeur physique et morale, dans laquelle il a été plongé.

Les bons effets obtenus dans la chloro-anémie nous ont engagé à employer l'électricité statique dans les convalescences laborieuses, et les résultats les plus heureux ont répondu à notre attente.

Sous l'influence de ce puissant tonique, de cet énergique stimulant général, les forces et le fonctionnement des organes se rétablissent avec une certitude et une rapidité qu'on ne saurait attendre d'aucun autre moyen.

Même dans les cas où l'économie est entièrement déprimée, où l'affaiblissement est extrême, où le marasme est excessif, on voit revenir en peu de temps l'appétit, les forces, l'embonpoint, le sommeil, la gaieté qui, sans l'électricité, auraient tardé bien longtemps à reparaître. On prévient souvent ainsi le développement de maladies graves, parfois même plus graves que la première.

Les procédés indiqués dans le traitement de l'anémie sont ceux qui doivent être mis en usage dans les convalescences difficiles. Ils n'excluent, bien entendu, aucun des médicaments que le médecin juge utile de prescrire à l'intérieur.

Diabète.

L'électricité dynamique — principalement les courants continus — avait seule, jusqu'à nous, été appliquée au traitement du diabète.

Il nous a été permis d'essayer l'électricité statique chez un grand nombre de diabétiques, et nous avons la certitude qu'en l'associant aux moyens hygiéniques et à la médication interne, on obtiendrait d'excellents résultats.

Elle faciliterait singulièrement, en effet, la guérison du diabète, en calmant et équilibrant le système nerveux toujours bouleversé, en remontant l'état général toujours déprimé, enfin en activant et régularisant le jeu troublé de toutes les fonctions.

On aurait donc grand tort de ne pas utiliser l'action tonique, stimulante et régulatrice de l'électricité statique dans une affection si fréquente et où les autres traitements laissent malheureusement à désirer.

Adénite cervicale. — Engorgements ganglionnaires.

Plusieurs fois nous avons constaté la propriété résolutive, résorbante de l'électricité statique dans les engorgements lymphatiques rebelles et dans les tumeurs glandulaires strumeuses, principalement dans l'adénite cervicale.

Chez des enfants et chez des jeunes gens lymphatiques, nous avons pu faire disparaître, sous l'influence des étincelles électriques, des engorgements ganglionnaires volumineux du cou, qui résistaient depuis longtemps aux médications internes et externes les mieux choisies.

En même temps que, par l'électrisation locale, on cherche à obtenir la résolution de ces tumeurs, on agit de la façon la plus satisfaisante sur la constitution toujours précaire des sujets, à l'aide des moyens électriques généraux et reconstituants que nous connaissons.

FIN.

TABLE DES MATIÈRES

PREMIÈRE PARTIE

Paris. — Imprimerie de la Faculté de Médecine. H. JOUVE, 13, rue Racine.

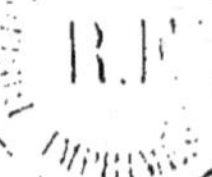